金师起点·超级讲师精品书系

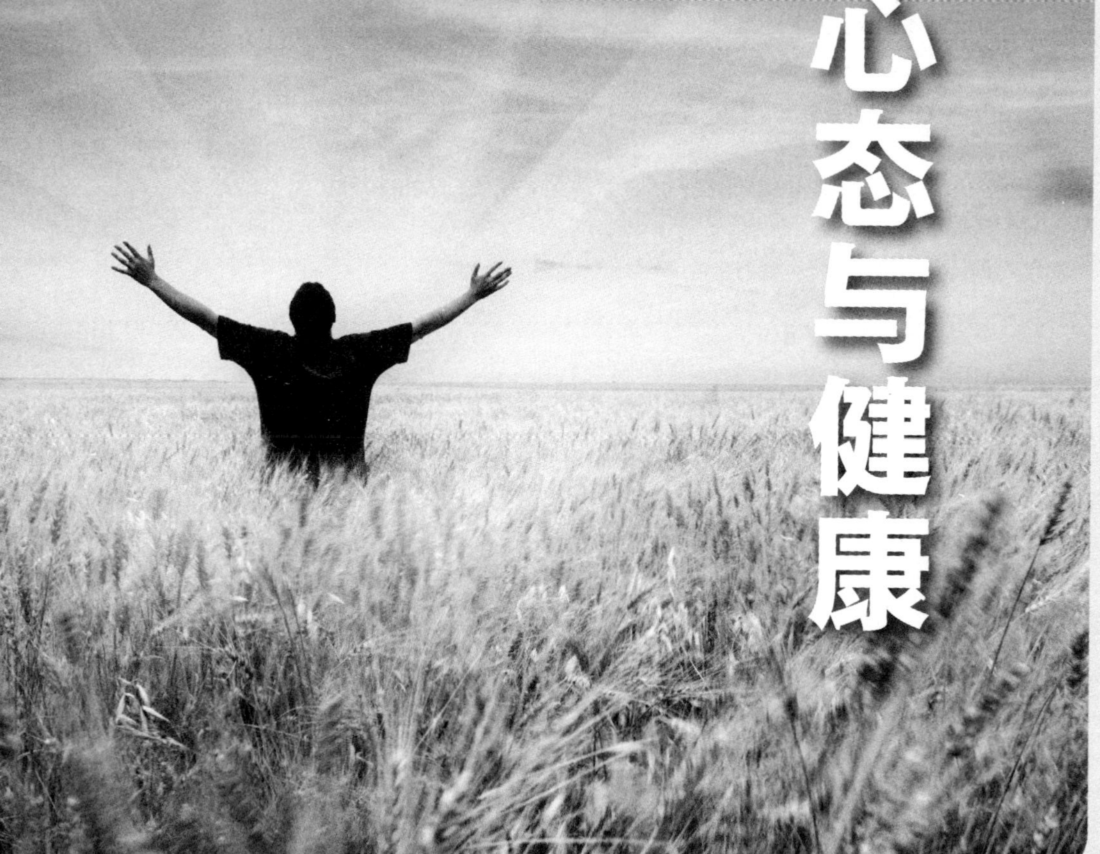

心态与健康

虎啸　郝英莲　著

古语云："心悦则物美，心悲则事哀。"现代医学也认为："健康的一半是心理健康，疾病的一半是心理疾病。"境由心生，心态决定人生的态度。具有什么样的心态，就会收获什么样的人生，就会有什么样的身体。

中国财富出版社

图书在版编目（CIP）数据

心态与健康／虎啸，郝英莲著．—北京：中国财富出版社，2015.8

（金师起点·超级讲师精品书系）

ISBN 978－7－5047－5796－8

Ⅰ.①心…　Ⅱ.①虎…②郝…　Ⅲ.①心理保健　Ⅳ.①R161.1

中国版本图书馆 CIP 数据核字（2015）第 162666 号

策划编辑　宋　宇　　**责任编辑**　宋宪玲

责任印制　何崇杭　　**责任校对**　饶莉莉　　**责任发行**　敬　东

出版发行　中国财富出版社

社　　址　北京市丰台区南四环西路 188 号 5 区 20 楼　　**邮政编码**　100070

电　　话　010－52227568（发行部）　010－52227588 转 307（总编室）

010－68589540（读者服务部）　010－52227588 转 305（质检部）

网　　址　http://www.cfpress.com.cn

经　　销　新华书店

印　　刷　北京京都六环印刷厂

书　　号　ISBN 978－7－5047－5796－8/R·0086

开　　本　710mm×1000mm　1/16　　**版　　次**　2015 年 8 月第 1 版

印　　张　12.75　　**印　　次**　2015 年 8 月第 1 次印刷

字　　数　176 千字　　**定　　价**　32.00 元

序　言

常言说得好，“身体是革命的本钱”，我们日常学习、工作、生活都离不了健康的身体。有的人认为，健康就是拥有强健的体魄，就是一句广告词说的“吃嘛嘛香，身体倍儿棒”。其实，健康是指生理、心理和社会适应能力三方面都良好的一种状态，而不仅仅是指不生病或者身体健壮。

可见，对于健康，人们往往忽视了一个重要的因素——心态。健康源自健康的心态，心态健康，身体才可能健康。古人云：“养形不如养神，调身不如调心。”心态对健康非常重要，好的心态是健康的基础和前提。

我们讲到心态，也就是我们的心理状态，可以从两个角度来理解：一个是正面的、积极的；另一个是负面的、消极的。就好比钱币，有正面，也有反面，一正一反，完全不同。而心态就是如何看待事物，看到的是正还是反。

好的心态决定一个人的健康，反过来，不好的心态会从里到外影响一个人的身心健康。一项医学调查发现，81.2%的癌症患者在患病前曾遭受过负面生活事件的沉重打击，这也就是为什么古人留下“百病皆生于气，万病皆源于心”的说法，而我们熟知的《红楼梦》中，那个多愁善感、梨花带雨、体弱多病的林黛玉最后一命呜呼，也就很好地证明了这一点。

活了106岁的宋美龄就始终保持着健康的心态。一位曾经为她治病的美国养生专家描述了心态与健康的关系：“任何人之所以染上疾病，主要的原因在于心态的失衡。如，为什么有的人会得肿瘤？其根本原因在于心态的失衡。失衡的心态往往让血液循环停滞。”

知名的生物学家巴甫洛夫经过大量的科学研究后指出，不良的心态会影响身体各个部分的生理机能，从而导致许多疾病的产生。现代医学也认为，一切对人身体健康不利的因素中，恶劣的心理状态危害最大。这是因为大脑是人体的高级中枢，对身体的一切机能、活动起着支配和调节的作用。现代医学研究证明，情绪的剧烈波动，会打乱大脑功能的正常发挥，使身体内部机能失调，引起很多疾病。

这并不是耸人听闻，而是有着确凿的事实根据。无数事实告诉我们，心态对一个人的健康有着巨大的影响——心态影响健康，甚至决定健康，心态才是健康的真正主人。谁不想获得并保持健康的身体呢？那么就先从调节好自己的心态开始吧！

做自己心态的主人，你就是健康的主人！

目录
CONTENTS

心理健康是现代人对健康的定义中不可分割的重要方面。1946 年，第三届国际心理卫生大会将其定义为：所谓心理健康，是指在身体、智能以及情感上与他人的心理健康不相矛盾的范围内，将个人心境发展成最佳状态。具体表现为：身体、智力、情绪十分协调；适应环境、人际关系中彼此能谦让；有幸福感；在工作和职业中，能充分发挥自己的能力，过有效率的生活。

面对内心出现负面感受的时候，我们通常有两个办法：一个是改变环境；另一个是改变自己。如果改变环境，但不能从内心真正地接受和适应环境，恐怕过不了多久又要被心理问题所困扰，所以改变自己才是应对心理问题最好的方法。我们可以通过本章中的一些办法来改变自己。

做自己命运的主人，积极参加并合理处理生活中的冲突；采取开放式的学习方法，不断增长生活经验；面对一种情境要力求有多种考虑和选择方法，把变化看成是学习的机会，学会应付变化的外界环境，并锻炼情绪的可塑性。

第四章　悦心行动，心情好才是真的好　>> 83

心情好了看什么都顺眼，做什么事都顺心。如果每天都能保持一份好心情，那么，我们每天都是快乐和充实的，我们的心态就是健康的。调节心情是每个人管理和改变自己情绪的过程。在这个过程中，通过一定的方法，坏心情变成好心情。

第五章　膳食调节，吃出你的好心情　>> 105

膳食调理是利用食物的营养来构建健康。如果运用食物治疗疾病，可称为食疗。一般来说，食疗也属于膳食调理的范畴。俗话说：“药补不如食补。”尽管有些片面，但也说明膳食调理早已被人们所重视。运用日常食品，根据个人不同的条件、不同的需要进行调理养生，一般比较简单易行，不但能充饥，更能补充营养，有益健康，祛病延年，甚至还是一种美的享受。

第六章　运动养生——给心灵做有氧运动　>> 153

运动养生的目的是用活动身体的方式维护健康、增强体质、延长寿命、延缓衰老。中华民族的运动养生是以中医的阴阳、脏腑、气血、经络等理论为基础，以养精、练气、调神为运动的基本特点，强调意念、呼吸和躯体运动相配合的保健活动。传统的运动养生经过历代养生家的不断总结和补充，逐渐形成了运动肢体、自我按摩以练形，呼吸吐纳、调整鼻息以练气，宁静思想、排除杂念以练意的保健方法。

第七章　常见心理疾病的应对术　>> 173

据世界卫生组织估计，全球每年自杀未遂者达1000万人以上，造成功能残缺最大的前十位疾病中有五个属于精神障碍，中国神经精神疾病负担到2020年将上升至疾病总负担的1/4。在中国，目前保守估计，大概有1.9亿人在一生中需要接受专业的心理咨询或心理治疗。据调查，13亿人口中有各种精神障碍和心理障碍患者达1600多万人，1.5亿青少年人群中受情绪和压力困扰的青少年就有3000万人。

第一章

心态是健康的真正主人

心理健康是现代人对健康的定义中不可分割的重要方面。1946年，第三届国际心理卫生大会将其定义为：所谓心理健康，是指在身体、智能以及情感上与他人的心理健康不相矛盾的范围内，将个人心境发展成最佳状态。具体表现为：身体、智力、情绪十分协调；适应环境、人际关系中彼此能谦让；有幸福感；在工作和职业中，能充分发挥自己的能力，过有效率的生活。

第一节　心理健康及其判定标准

每个人都希望自己健康长寿，因为健康总是与家庭幸福、事业成功和社会发展联系在一起。有人曾这样说，人生有两大愿望，第一家庭幸福，第二事业有成。如果家庭幸福和事业有成都用 100 分来表示，那么身体健康就是 0 前面的这个 1，没有健康，后面再多的 0 都没有用，所以身体健康是一个人进行一切社会活动的根本前提。

健康是人类共同的话题，随着社会的发展、科技的进步，人们对健康的认识越来越全面和深刻。以前人们认为健康就是身体没有疾病，后来人们发现，很多疾病不单单是身体因素造成的，还与社会、心理、情绪等很多因素有关。比如，情绪激动时血压就会升高，心脏病发作；过度悲伤容易导致食欲不振，甚至胃部有不舒服的感觉；长期精神压抑、焦虑、抑郁可能会导致胃溃疡的迅速恶化。这些现象都说明了身体健康是受社会、精神因素制约的。1946 年世界卫生组织成立，在宪章中这样对健康做了科学的界定：健康是一种身体、心理上和社会适应方面的完好状态，而不仅仅是没有疾病和虚弱的状态。

由此可见，我们这里说的健康，主要是身体上和心理上的健康。这种对健康的重新定义，标志着医学模式的转变，即从古老而简单的生物医学模式向社会—心理—生物的现代医学模式的转变。这种模式不仅考虑到身体的情况，同时还考虑到社会、心理、精神、情绪等因素对人体健康的影响。

1. 心理健康的概念

对于现代人来说，身体健康是做任何事情的前提，而人们对心理健康的认识还没有达到这一高度。事实上，心理健康也是人们工作、学习的前提，它甚至比身体健康更重要。如果一个人缺乏健康的心理，那么学习、工作对他来说，就会变得枯燥乏味。

早在 1946 年，第三届国际心理卫生大会就对心理健康做出了这样的定义：所谓心理健康，是指在身体、智能以及情感上与他人的心理健康不相矛盾的范围内，将个人心境发展成最佳状态。具体表现为：身体、智力、情绪十分协调；适应环境、人际关系中彼此能谦让；有幸福感；在工作和生活中，能充分发挥自己的能力，过有效率的生活。

除此之外，人们还从其他方面来解读，比如心理健康是能够充分发挥个人的最大潜能，能妥善处理和适应人与人之间、人与社会环境之间的相互关系。具体地说，包括两层含义：一是与绝大多数人相比，其心理功能是正常的；二是能积极调节自己的心理状态，顺应环境，能有效地、富有建设性地发展完善个人生活。

基于以上观点，学者们认为，心理健康是指个体在适应环境的过程中，生理、心理和社会性方面达到协调一致，保持一种良好的心理功能状态，人的心理健康包括以下七个方面：智力正常、情绪健康、意志健全、行为协调、人际关系适应、反应适度、心理特点符合年龄。

2. 心理健康的标准

由上面的概念可知，心理健康是指一个人的生理、心理与社会处于相互协调的和谐状态，其特征包括以下几点。

第一，智力正常：这是人们学习、工作、生活、劳动的最基本的心理条件。

第二，情绪稳定与愉快：这是心理健康的重要标志，它表明一个人的中枢神经系统处于相对的平衡状态，意味着机体功能的协调。一个心理健康的人，行为协调统一，其行为受意识的支配，思想与行为是统一协调的，并有自我控制能力。

第三，良好的人际关系：人的交往活动能反映人的心理健康状态，人与人之间正常的、友好的交往不仅是维持心理健康的必备条件，也是获得心理健康的重要方法。

第四，良好的适应能力：人生活在纷繁复杂、变化多端的大千世界里，一生中会遇到多种环境及变化，因此，一个人应当具有良好的适应能力。无论现实环境有什么变化，都将能够适应。需要注意的是，心理健康并非是超人的非凡状态，一个人的心理健康也不一定在每一个方面都有表现，只要在生活实践中能够正确认识自我，自觉控制自己，正确对待外界，使心理保持平衡协调，就已具备了心理健康的基本特征。

第二节　不良心理让健康打折

1. 心理不健康的判定

一个人具有不良心理，就是我们常说的心理障碍，是指一个人由于生理、心理或社会原因而导致的各种异常心理过程、异常人格特征的异常行为方式，没有能力按社会认为适宜的方式行动，以致其行为后果对本人或社会是不适应的。

这种“没有能力”可能是器质性损害或功能性损害的结果，或两者兼而有之。可概括为：心理机能失调，即认知情感或者行为机能的损坏；个人的痛苦，即该病症给个人造成痛苦；非典型的或者非文化所预期的，即不是该地区文化行为典型的特点。

最常见的心理活动障碍为焦虑、恐怖、幻觉、妄想、兴奋、抑郁、智力低下、品行障碍及不能适应社会环境等。

一个人心理是否不健康，往往从以下方面来综合判断：

（1）异常心理发生的频度。偶尔发生的异常心理可能不足以诊断疾病，经常发生的异常心理现象则提示心理障碍。

（2）异常心理的持续时间。通常来说，异常心理持续的时间越长，心理障碍的可能性就越大。

（3）异常心理发生的严重性。异常心理发生的严重程度可以从下面几个方面来判断：是否影响本人的社会功能，是否使本人感到痛苦，是否影响他人的生活。

2. 心理异常的分类

心理异常的表现可以是轻微的，也可以是严重的。目前，一般按下述系统对其进行分类。

（1）严重的心理异常。包括精神分裂症、躁狂抑郁性精神病、偏执性精神病、反应性精神病、病态人格和性变态。

（2）轻度的心理异常。神经官能症包括神经衰弱、癔症、焦虑症、强迫症、恐惧症、疑病症和抑郁症。

（3）心身障碍。躯体疾病伴发的精神障碍包括肝、肺、心、肾、血液等内脏疾病，内分泌疾病，结缔组织病，代谢营养病，产后精神障碍和周期性精神病。各种心身疾病（如高血压、冠心病、溃疡病、支气管哮喘等）所引起的心理异常。

（4）大脑疾患和躯体缺陷时的心理异常。包括中毒性精神病、感染性精神病、脑器质性精神病、颅内感染所伴发的精神障碍、颅内肿瘤所伴发的精神障碍、脑血管病伴发的精神障碍、颅脑损伤伴发的精神障碍、癫痫伴发的精神障碍、锥体外系统疾病和脱髓鞘疾病的精神障碍、老年性精神病、精神发育不全以及聋、哑、盲、跛等躯体缺陷时的心理异常。

（5）特殊条件下的心理异常。如某些药物、致幻剂引起的心理异常；特殊环境（航天、航海、潜水、高山等）下引起的心理异常；催眠状态或某些特殊意识状态下的心理异常；等等。

3. 不良心理对健康的危害

随着社会不断发展，竞争越发激烈，人类已进入情绪负重的非常时代，精神因素对人体健康的影响将越来越复杂。科学研究及统计发现，现有50%～80%的疾病与精神因素有关。美国某医院对就诊病人统计，因情绪不好而致病者占75%，65%的病人的病因与社会环境有关，可见心理健康对疾病的巨大影响力。

日本医学家曾做过实验，八对小白鼠原来分别关在四个笼子里，有自己的水、食物和配偶。后来“改革”了，它们要到“公共的食堂”里吃饭喝水，原来的小环境被打破了，争吃争喝不说，“搞对象”也要抢，都想找“漂亮”一点儿的，于是，这组老鼠血压很快就升高了，有的还得了脑出血。可见心态对动物乃至人的影响有多大。

心理因素对身体健康有这么大的影响，是有科学依据的。从大脑的作用来看，人的各种心理现象都是客观事物在大脑中的反映。大脑是人体的高级中枢，对身体的一切机能活动起着支配、调节的作用。医学研究证明，情绪剧烈的波动，会打乱大脑功能的正常发挥，使身体内部环境失调，引起许多疾病。

调查发现，在遭遇强烈刺激，感情急剧波动后，在短时间内死亡的170个案例中，59%死于个人不幸与巨大损失传来之后；34%死于面临危险或威胁的处境；7%死于狂喜之时。苏联外科专家皮罗戈夫观察到：胜利者的伤口比失败者的伤口要愈合得快，愈合得好。以上都说明了情绪因素在疾病的发生、发展及预防方面起着重要作用。

老年人在离退休之后，社会地位和生活环境都发生了巨大的变化，再加上年老体衰，常年疾病缠身，在情绪上产生一些波动，引起一些心理变化，在行为上表现烦躁、易怒、爱发牢骚；或精神萎靡、情绪低落、悲观失望、寝食不安；或孤独、多疑、忧郁、自卑等。因此，老年人更要注意情志过激给身体健康带来的巨大病痛。情志的不良刺激，从心理学的角度讲，它会引起整个心理活动失去平衡状态，从而引起组织器官在生理功能上出现一系列的变化，它可诱发内分泌功能失调，降低免疫能力，为肿瘤的发生提供了内在的条件。

科学发现，虽然引起癌症的原因很多，但是不良的心理刺激因素是一种强烈的促癌剂，这一点已经为动物实验所证实。科学家将10条狗分成两组，使第一组6条狗长期处于惊恐不安状态，第二组4条狗则生活在安静的环境中。结果，第一组6条狗中有3条死于癌症，第二组4条狗都安然无恙。

现代心身医学实验证实，不良心理因素、过度紧张刺激、忧郁悲伤等，可以通过类固醇作用使胸腺退化，造成免疫性淋巴细胞成熟障碍，抑制免疫功能，诱发癌症。

在日常生活中，一个人的精神状态对心血管的机能具有明显的影响作用。比如，害羞时面部血管会扩张，情绪激动时出现心动过速，这都是常见现象。临床观察发现，心绞痛往往在情绪激动时发生，这是由于在情绪激动或紧张的脑力劳动时，神经系统处于高度兴奋状态，血液中儿茶酚胺的含量增加，引起血管收缩，血压升高，从而增加心肌的耗氧量，突然发作心绞痛，严重者甚至可以诱发急性心肌梗死。

一般来说，人在悲伤的时候会食欲减退，高兴的时候就会胃口大开。这些现象表明，人在情绪变化时，迷走神经冲动发放，胃功能受到影响。此外，人的情绪对肠功能变化也是很明显的，如焦虑、愤怒的情绪使结肠功能亢进，降低结肠持续收缩，结肠变窄，溶菌酶分泌增加，肠结膜变脆，并出现斑点出血，甚至糜烂、溃疡。

情志太过受刺激会导致人体的神经系统严重失调，引起各种神经官能症，包括癔症、神经衰弱、强迫症，严重者还会引起精神错乱和行为失常(精神分裂症、抑郁症等)。所谓反应性精神病大都是这样引起的，它是由强烈、突然或持久的精神因素引起的一种精神障碍。

长期焦虑、过度紧张等精神负担是诱发甲亢的重要因素。从甲亢病人就诊时的主诉便可得知，升学、出国、晋级、提级等可导致情绪波动，而由于学习、工作过度劳累，会引起精神持续紧张，与发病更有密切关系，农村的甲亢病人就明显较少。

某公司的白领小王，只要一坐下来就开始不停地打嗝，刚开始她还以为是得了肠胃病，就到药房自作主张买了很多治肠胃的药，但是服用了很多药物后都不见好转。后来，经过医生诊断，发现她由于白天工作压力过大，缺乏信心又过于忧虑，才患上了情绪诱发病。

也就是说，在我们胸腔和腹腔之间，有一个帽子形状的厚厚的肉膜，被称为膈肌，它将胸腔和腹腔分割开来。和身体其他器官一样，膈肌也有神经分布和血液供给。当引起打嗝的诱因如情绪激动传给大脑以后，大脑就会发出指令，使膈肌就会出现阵发和痉挛性收缩，致使我们开始打嗝。

了解病理以后，小王学着乐观、自信，打嗝现象慢慢就消失了。

由此可见，我们的身体健康与心理状态是密切联系的，不良心理会让健康大大打折，许多疾病之所以发生、发展，皆与心理因素有关，要防止疾病的发生，必须注意心理健康。不要为一些不顺心的琐事所困扰，孔子曰："君子终身乐而无一日之愠!"

现代生活工作的节奏日益加快，人们只有拥有健康的心理才能够迎接工作和生活中的各种挑战。心理健康的人，总是以积极的眼光看世界，看待周围的一切。这种人通过自己的付出，增强了自我价值感。

4. 不健康的心理扼杀我们原本健康的生命

（1）心情影响免疫力

经过医学专家发现，情绪对免疫力的影响的确存在。免疫力是人体自身的防御机制，是人体识别和消灭外来侵入的任何异物（病毒、细菌等），处理衰老、损伤、死亡、变性的自身细胞以及识别和处理体内突变细胞和病毒感染细胞的能力。不愉快的情绪可以影响免疫力，容易引起哮喘、癌症等其他疾病。

马海燕是某公司的文员，她因为多次迟到被公司开除。由于没有了工作，她的男朋友也和她分手了。在爱情事业的双重打击之下，马海燕接近崩溃的边缘。她每天以泪洗面，不想吃饭，不想见人，觉得活着没有任何意义……

这样的状态持续没有几天，马海燕就病倒了。好友把她送到医院，但是病情却一直不见好转，总是一副病怏怏的样子。后来，得知男朋友是因为有难言之隐才被迫离开她，公司辞退她是因为她做错了事情，而借口迟到只是为了保全她的颜面，所以才以迟到为由将她辞退，她的病情这才慢慢好转起来。

马海燕因为知道了事情的真相，心情转好了，身体才慢慢恢复健康。医生说，她就是因为精神受到打击而情绪低落，导致身体的免疫力下降而生病的。

（2）生气是致病的根源

人生之事，不如意十之八九，有时我们常常会情不自禁地发火，生气动怒是一种情绪，而一旦理智不能控制这种情绪，就成为人致命的品格弱点，《红楼梦》中的那位令人怜惜的林妹妹便是百病生于气的典型代表。

林黛玉多愁善感，易生闷气，早年双亲的去世在她的心里留下了伤痛的阴影，她敏感多疑，悲观消极，多么美好的风景，在她的眼中都是满目疮痍的，看到花开，她会想到花落的凋零；看到别人家团聚，她会想到自己的悲苦身世。在她的世界里满是灰暗，怎会有晴朗的心情？因此，她人生中的大部分时间都是在对空叹息、临窗流泪中度过的，以致她年纪轻轻，便香消玉殒。

英国著名作家迪斯雷利曾经说过：“为小事生气的人，生命是短促的。”俗话说，树大伤根，气大伤身。此话一点都不假，现代医学研究发现，生气损害的不仅是心脏，它会诱发或导致很多健康问题，比如胃溃疡、神经衰弱、免疫力低下，甚至是癌症等疾病。

科学家解释说，人生气时，身体里大部分的血液会流向大脑和面部，这样就会造成心脏供血量减少，造成心脏缺氧。大家知道心脏需要充足的血液量才能正常地运转，一旦缺血，心跳就会无规律，出现心悸、心慌、心律不齐等症状，对于心脏病患者来说，生气甚至是致命的。

还有，生气时，人体会分泌一种叫“儿茶酚胺”的物质，这种物质会使血糖升高，脂肪酸分解加强，血液和肝细胞内的“毒素”会增加而损伤肝脏。

此外，人生气时，大脑会命令身体制造一种叫皮质固醇的东西，这种物质如果在体内积聚过多，就会阻碍免疫细胞的运作，降低人体的抵抗力。人体抵抗力下降了，就好比没有上锁的大门，强盗就会轻而易举地闯进来了。

总之，关于生气对身体的危害举不胜举，老祖宗不是告诉我们“百病生于气”嘛，所以，气这东西，有百害而无一利，还是远离它为好。

(3) 压力伤害人体七大系统

一个人的压力来自方方面面，比如工作的压力、生活的压力、社会舆论的压力以及重大生活变化的压力，还有一些意想不到的灾难带来的压力等。

李先生是一家公司的人事部专员。他刚进公司时，意气风发，为了实现自己的职业梦想，他一心扑在工作上，经常没日没夜地加班加点，睡眠不足也强打精神。

功夫不负有心人，李先生的努力终于得到了上司的肯定，没有过多久，他就被提拔成人事部经理，为此他工作得更加起劲了。

但是，没有过多久，他经常感到身体不舒服，疲惫不堪，头昏脑涨，没有胃口。终于有一天，他昏倒在了办公室。同事们急忙把他送到医院，医生说李先生患了低血糖和严重的神经衰弱症，要他一定要注意休息，否则后果非常严重。

其实，在压力面前，每个人的生理和心理上都会出现相应的反应。在一定程度上，这些反应是身体主动适应环境变化的需要，它激发人体的潜能，增强免疫力，提高人体的抗病能力。但是如果压力过大，这种反应过于强烈和持久，就会造成生理功能紊乱，进而影响人体健康。

压力对身体的危害是一个不断发展的过程。在压力之下，最初人们会出现警觉反应，身体的各个部位会主动动员，进入警觉状态以抵抗压力的侵蚀。随后，人体进入抵抗期，这个阶段身体会不断自我调整，维持高度的生理兴奋，反抗压力。最后进入衰退期，这时候人们长期处于压力之下，为抵抗压力而耗尽了体能，身体各种疾病开始出现，比如高血压、心脏病、胃肠疾病、月经失调等。

压力主要伤害人体的七大系统。

第一，神经系统。受到压力之后，肌肉会突然转变能量的来源，“击败”被察觉到的威胁。交感神经系统向肾上腺发出信号，释放肾上腺素、皮质醇等激素，这些激素会加快心率、升高血压、改变消化系统的活动、升高血糖。

第二，骨骼肌系统。受到压力之后，肌肉的张力会提高。肌肉长时间收缩会触发张力性头痛、偏头痛、骨骼肌疼痛。

第三，呼吸系统。压力会让人的呼吸费力，由于费力，导致呼吸变快，引起精神恐慌。

第四，心血管系统。尽管压力的应激是短暂的，属于急性应激，但是反复发作的急性应激会引起冠状动脉炎症，甚至会诱发心脏病的发作。

第五，内分泌系统。压力来临，大脑下垂体发出信号，引起肾上腺皮质产生皮质醇。同时，肝脏会产生更多葡萄糖为身体提供额外的能量。压力消失过后，人会觉得身体突然垮下来，这就是因为人体消耗了太多的葡萄糖，身体中的血糖过低，就像一整天没吃东西一样。

第六，胃肠道系统。在压力面前，人体内的消化会暂时停止，这时没有消化的食物，会使人产生恶心或者胃部疼痛。如果压力过大的话，人可能还会出现呕吐现象。压力还会影响人的消化道和肠道对营养物质的吸收，进而引发便秘。

第七，生殖系统。男性受到压力之后，会影响生殖系统的正常功能，时间久了，这种压力导致的慢性应激会损害精子的质量，引起阳痿。女性受到压力之后，会引起月经失调或闭经，还会导致月经周期延长。压力还会降低男女双方的性欲。

第三节　心理因素与常见疾病

1. 心理因素与癌症

癌症是目前威胁人类健康最严重的疾病之一，据统计，全世界每年因为癌症死亡的人数超过 500 万，相当于每 6 秒钟就有一个人死于癌症。虽然医学专家做过很多研究，但是关于癌症发病的机理，依然没有明确的结论。但是他们有一个共同的结论，那就是不良的情绪会对癌症产生很多的影响作用。

国外医学专家通过对 250 名子宫癌妇女的调查显示，有 156 人曾遭遇过某种重大不幸事件。1976 年美国康奈尔大学米勒教授说："在 200 多篇医学文献中均表明人格、情绪及应激状况与癌症发生密切相关。”德国有医学专家通过调查大批癌症病人，也发现他们过去曾有过长期内心压抑的情况。我国的医学专家曾经对白求恩医科大学肿瘤科住院的50名患者与同时住在内科的50名患者做过回顾性调查，统计其自8岁后所遭遇的重大精神创伤，结果肿瘤组占37人，而内科组仅占15人，比例为74%与30%，显示精神创伤与恶性肿瘤发病关系密切。

那么，心理因素是怎样抑制和诱发癌症的呢？

人处在正常的积极健康心理时，大脑及下丘脑等神经系统通过激素、神经肽、神经递质等信息分子，作用于内分泌、旁分泌、神经分泌、自分泌等，影响免疫细胞，使其增强免疫功能，免疫系统就能正常发挥识别和消灭癌细胞的作用，保证人体的健康。如垂体前叶分泌的多肽物质生长素可使自然杀伤细胞及巨噬细胞活力增强，免疫细胞生成的白介素及各类干扰素均有杀细菌、抗病毒及排异物作用。

当一个人处于抑郁、苦闷等消极情绪时，一方面，会对免疫系统产生了抑制作用，从而使免疫系统无法正常发挥识别和消灭癌细胞的功能；另一方面，因为机体的平稳被打破，细胞也逐渐失去了正常的状态和功能，甚至会发生某种变异，进而导致癌细胞的增多，最终导致肿瘤的产生。

孙女士，今年46岁。丈夫是一家公司老板，家底颇丰，儿子在上中学，一家人过得非常幸福。但不幸的是，在前年孙女士发现丈夫有了外遇，喜欢上了他公司的秘书，两个人已经“暗度陈仓”了。

为了顾全大局，怕影响儿子的学习，孙女士从来没有表露过什么，悲痛就闷在心里。最近一年多来，她的情绪非常低落，身体也感觉越来越差。一次换衣服的时候，她感觉乳房内有个硬块，但没有太在意。后来，乳房越来越痛，一检查发现自己得了乳腺癌。还好因为治疗及时，病情得到了控制。

医学专家解释，孙女士长期处在抑郁的消极情绪中，这种消极情绪往往会刺激神经体液系统，使垂体激素和卵巢激素失调，这与乳腺癌的发病有着很大的关系。

癌症非常恐怖，无人不谈癌色变。癌症是威胁人类健康和生命安全的最大杀手，为了更好地预防癌症，我们不仅要注意运动和饮食，生活规律，还要保持一个良好的心情。

2. 心理因素与高血压

高血压是当今危害人类健康的常见病和多发病，据流行病学调查，成年人中有10%～17%的人患有此病。一般来说，引起高血压的因素非常复杂，除了与遗传、环境、生活习惯有关外，心理因素在高血压的发生、发展过程中也有重要影响。

第二次世界大战期间，苏联的列宁格勒、斯大林格勒被德国大兵整整围困了100多天，城内的市民终日忙于挖坑道、修工事、抗御外敌，处于高度的紧张恐惧与持续的极度疲劳状态，最后，许多市民都得了高血压，后来有人将此称为“围城性高血压”。

过度紧张的情绪导致高血压的病发。可见心理因素对高血压的影响有多大。

无独有偶。有专家做过这样一个实验：将一只猫放在一个特制的箱子里。在箱子中装有一个压杆，压杆连通着电源。每当猫压一下压杆，就有它所喜爱的食物掉下来，但同时猫爪子也挨一下电击。猫要吃东西，但是又害怕遭到电击，矛盾的心理让猫总是犹豫半天，才敢去触动压杆。过了一段时间，这只猫便得了高血压病。

这些事例都说明，一个人长期处于紧张的应激状态，血压就会有明显的上升，由此表明心理因素和高血压之间的关系非常密切。

很多人都有这样的体会，当处于激动、惊慌、愤怒的状态时，就会感到心脏怦怦直跳、呼吸加快、面色发红，此时，如果测量血压，肯定会比心情平静时要高。那么，心理因素是怎样引发高血压的呢？

当人们受到不良心理因素的刺激时，会引起强烈、持久的紧张情绪，致使大脑皮质的兴奋和抑制过程发生紊乱，正常的调节控制功能不能保持平衡，造成皮质下血管舒缩中枢功能障碍和交感神经系统过于兴奋，进而使血管收缩性兴奋冲动占据主导地位，引发全身各部分小动脉痉挛，外周血管阻力加大，血压上升。

因为紧张、焦虑、生气等不良情绪对血压的影响，所以压力越大的地方，患有高血压的人越多。一般来讲，城市居民高于农村居民；工业化发达国家高于不发达国家；应激水平高的职业高于应激水平低的双业。

从个性上看，走路快，吃饭快，说话快，一天到晚匆匆忙忙，总觉得有干不完的事的那种人，就容易得高血压病。这些人大多表现为争强好胜、急躁易怒、办事紧迫，好激动，对自己要求过高。他们长期处于慢性紧张、压力状态之中，长期的应激状态使他们更易患上高血压。

紧张和压力要不得，要学会给自己放松，对着镜子笑一笑，给自己积极的心理暗示，这些都是很好的减压方法。放松下来，深呼吸，你会发现轻松很多。

3. 心理因素与冠心病

冠状动脉粥样硬化性心脏病是冠状动脉血管发生动脉粥样硬化病变而引起血管腔狭窄或阻塞，造成心肌缺血、缺氧或坏死而导致的心脏病，常常被称为冠心病。

冠心病的发作与多种因素有关，比如高血压、高血脂、肥胖、糖尿病、吸烟、心理因素等，这些因素中最容易忽视的就是心理因素。

冠心病的发生常与人的性格有关，性格是一种复杂的心理因素。美国学者最早提出冠心病和心理因素的关系，将人的性格分为 A 型和 B 型，A 型性格表现为急躁，易惹激冲动，缺乏耐心，强烈的时间紧迫感，争强好胜等；B 型性格为从容不迫，耐心容忍，不争强好胜，会安排作息。A 型性格容易患冠心病，是 B 型性格的 3 倍甚至更高。

1979 年国际心脏病与血液病学会已确认 A 型性格是引起冠心病的因素之一。情绪是心理因素的表现，情绪影响冠心病的发生、发展和愈后。不良的情绪如愤怒、焦虑、烦躁、抑郁、紧张、惊恐、憎恨、过分激动等都会诱发冠心病、心绞痛、心肌缺血、心肌梗死，甚则猝死。

我们研究过老年冠心病人的心理因素，其存在不良情绪如焦虑、恐怖、敌对、偏执、人际关系敏感等均比正常老年人明显增多，而不良情绪又影响到病情。情绪对心肌梗死的影响我们曾做过调查，40 例心肌梗死病人在发病前有明确的诱因者 38 人，主要为劳累紧张、生气争吵、激动、惊吓、悲伤等，大多属于情绪应激所诱发。

有人调查了 102 例急性心肌梗死存活者，心梗发生前一周普遍有激动、紧张、焦虑或抑郁等情绪应激史。沮丧、焦虑、恐慌、抑郁等情绪可使心肌梗死后的猝死率增加。高度紧张发生的机制可能是由于情绪刺激引起儿茶酚胺增加，促使冠脉痉挛。心肌耗氧增加，血黏度升高，血小板聚集增加，血凝加速。

4. 心理因素与糖尿病

糖尿病是由遗传和环境共同作用而导致的全身性代谢疾病，它具有发病率高、并发症严重的特点。据世界卫生组织统计，目前全世界已经确诊的糖尿病大约2亿人，中国约有糖尿病患者4000万人。因糖尿病引起失明者比一般人高10～25倍；糖尿病性坏疽或截肢者比一般人高15～40倍，糖尿病比非糖尿病患者的心血管疾病发病与死亡率高2～5倍；因糖尿病导致的肾衰竭比一般人高17倍。

近年来，医学研究发现，糖尿病的发生、发展除了与生物学因素有关外，还与人的性格、承受压力的心理因素有关。

宋毅强是一家IT公司的白领，出入高档5A级写字楼，每天加班加点地工作。人到中年的宋毅强在外人看来，工作能力强，对着电脑一天不说几句话就能赚很高的工资。随着工作经验的增多，他的职务也在不断提升，工作压力也越来越大。

最近一段时间，他需要经常加班，睡眠严重不足，压力大使他心烦意乱，但是他又不愿意跟别人诉说，总觉得作为一个男人，这些都需要自己一个人去面对。

这种情况持续了一段时间之后，他的体重开始下降，但是食量却没有减少，而且经常会感到饥饿。除了体重下降以外，他跑厕所的次数也开始增加。宋毅强进了医院，经检查，他患上了糖尿病。

研究发现，糖尿病患者的性格倾向于内向，遇到事情不愿意找人倾诉，而是一味地压抑自己，从而产生焦虑、抑郁的情绪，而不良情绪通过“免疫—内分泌”环节成为引发糖尿病的诱因。

糖尿病的发生是由于人体胰岛素分泌不足引起的，而胰岛素分泌不足除病理原因之外，受心理因素影响也很大。长时间的情绪紧张可使内分泌失调，这样就会使胰脏分泌胰岛素的机能受到影响，导致血糖水平增高，导致尿糖水平也增高，从而诱发糖尿病。

如果糖尿病患者长期处于紧张状态中，他们的病情也会进一步恶化。

比如，当一个糖尿病患者在与他人激烈争吵的时候，给他与平时同样剂量的药物已不能控制血糖水平的上升，必须加大剂量才能使其血糖水平控制在正常范围内。

紧张的情绪是造成糖尿病的一个很大因素，所以要学会放松自己，从而更好地避免患上心糖尿病。

第四节　良好心态带来身体的积极反应

世界卫生组织预测，21 世纪全球每五人中有一人将会出现不同程度的心理障碍。联合国专家甚至认为，到 21 世纪中叶，没有任何一种灾难能像心理危机那样，带给人们持久而深重的痛楚。

人体是一个极其复杂的机体，人有喜、怒、忧、思、悲、恐、惊的情绪变化，亦称“七情”。一项医学调查发现，81. 2% 的癌症病人在患病前曾遭受过负面生活事件的打击，“百病皆生于气”，“万病皆源于心”，《红楼梦》中多愁善感、忧郁伤身的林黛玉，就是一个很好的证明。

显然，学会用良好的心态调整人体健康至关重要。“每一个不曾起舞的日子，都是对生命的辜负”，这句话出自孱弱而多病的尼采。人生的大欢乐，似乎只有经历了大苦难的人才能写出，给生存一个合理的解释，用尼采本人的话来说：“天上的星星我摘不到，但是我可以仰望。”可以看出有一个良好的心态、博大的胸襟，对人的健康是非常重要的。

漫漫人生路，会遇到不同层面的难题，产生不同层次的需求：有的人想升官发财，有的人想事业有成，有的人想身体健康，有的人想生活幸福。其实，不论哪个层次需求的满足，都离不开良好心态的作用——“满足”本身就是一种心理状态。好心态能让你柳暗花明、豁然开朗，好心态能为你解决原本棘手的难题，好心态能决定好出路，这样间接地影响了你的健康，试想一个整日愁眉不展的人怎么能长寿呢？

正如我国著名老艺术家葛存壮常说：“好心态比什么都重要。”86岁的他笑呵呵地说：“如果讲很具体的怎么锻炼、怎么食疗，我说不出什么；如果说有什么养生哲学，我就崇尚四个字——顺其自然，我有一个比较好的心态。”

葛老先生在60多年的演员生涯里，演的大部分是反面角色。在东北电影制片厂（长春电影制片厂前身），他虽是专业演员，却长期“跑龙套”，别说特写和近镜头，有的连个正脸儿也不露。

后来，导演凌子风让他在电影《红旗谱》中饰演“反一号”，就让他受宠若惊了。可“反一号”还是配角，远没有正面人物“风光”。对此，老爷子看得很开，他说：“我的‘自然条件’不行，没长一张‘英雄’面孔，就得顺其自然。我在事业上有追求，但没有野心，从来也不奢望能成为大明星，更不会在那方面‘动心思’。在事业上不跟别人较劲，也不跟自己较劲，就是‘甘当绿叶配红花’。”

他的生活充满了乐趣，他的夫人施文心爱养花，阳台上、客厅里、窗台上都摆着鲜花。他爱养鱼，硕大的鱼缸里品种还真不少。他们还有两个心爱的小宝贝儿：一个是巧嘴儿鹩哥，一大早就问“你好”，然后就问你“吃了吗”，你给它添水加食，它说：“辛苦了，谢谢！”另一个是小狗卡拉，小家伙特通人性，聪明乖巧，像个听话的小宝宝。葛老先生的第一爱好是摄影，如今，他抱着高级的数码相机，有机会就跑出去拍外景。不过，他拍的最多的还是家里的花、鹩哥、小狗卡拉，还有曾经养过的蝈蝈。

葛老先生对如今的幸福生活特别知足，他说：“我们是从‘供给制'过来的人，对生活没什么要求，有饭吃、有衣穿、有戏演，就心满意足了。住房最困难的时候，70平方米住两家人，也没觉得苦；现在我们住120平方米的房子，我们觉得够好了！我们不想跟别人攀比，不较劲，也没有奢望。自己感到舒服最好，生活和健康是自己的，不要和别人计较。”

葛老先生还有很多唱歌的朋友，他们都是老年合唱团的成员，活动时专爱唱青春歌曲，就像返老还童。他们还有一个“美食团”，十几个情趣相投的老哥们儿、老姐们儿，大家在一起，不仅是享受美食，更重要的是享受好心情，聊天、叙旧、讲笑话、说最新趣闻，和谐舒心，其乐融融。

葛老先生说，好心态比什么都重要，有一群朋友，没有烦恼，天天心情舒畅，对健康长寿肯定有益！

由此可见，心态健康是身体健康的最强的保护伞，健康的身体很大程度上是来源于健康的心态。现代社会生活节奏越来越快，人们生活紧张，工作繁忙，竞争激烈而导致心理失衡。“活得很累”常挂在都市白领嘴边的一句话。要有好心情，先要有好心态，你的心态就是你真正的主人。你驾驭生命还是生命驾驭你？物随心转，境由心造，烦恼皆由心生。

赵朴初在他92岁时写出了脍炙人口的《宽心谣》：“日出东海落西天，愁也一天，喜也一天；遇事不钻牛角尖，人也舒坦心也舒坦……”人生在世，财富地位不可能人人平等，但在健康快乐面前，却是人人平等的。要善于在平凡的生活中寻找生活乐趣。心理平衡，生理才能稳定；有好心态，才能有好身体。环境不易改变，不如改变自身的心态。坊间流行着这样一句话：“高官不如高薪，高薪不如高寿，高寿不如高兴。”世事烦扰，知足常乐，能放得下的是智者。

在当今社会，心理压力是很多疾病的根源，好心态的作用可以超过其他一切保健作用的总和。有了好心态，心理才能平衡，才能有生理平衡；有了生理平衡，人体的各个系统才会处于最佳的协调状态，一切疾病都能减少，好心态是健康的奠基石。

第五节 保持阳光心态，筑起健康大厦

医学研究表明，良好的心态对人体抵抗力的调动、整合和增强有着超乎想象的巨大能量，它能使人体的体能增强，能力大幅提高，疲劳焦虑消失，炎症减轻，有时甚至会使癌症痊愈。

1971 年出生的阿姆斯特朗，从 1992 年开始职业自行车手生涯，从 1999 年到 2005 年，他连续七次获得代表自行车界最高水平的环法自行车赛的车手总冠军，创造了环法历史上的奇迹。更让人惊奇的是，阿姆斯特朗在 1996 年 10 月参加世界顶级公路赛时被诊断出患了睾丸癌。但经过 12 个星期的化疗和一年多的停赛休养，阿姆斯特朗于 1998 年康复，随后神奇地实现了 1999—2005 年环法七连冠的伟业。

阿姆斯特朗在身患癌症，手术化疗后还获得 6 次环法自行车赛世界冠军，原因就是阿姆特朗的良好心态起了作用。还有许多抗癌明星近乎不可思议的故事都说明了这一点：一个好的心态就是大自然恩赐的最好的健康法宝，对此我们应该给予足够的重视。

俗话说："笑一笑，十年少。"看似夸张的一句话却蕴含着亘古不变的真理，保持阳光心态，才能筑起健康大厦。由此可见，好的心态对于人的健康是多么的重要。

改变心态就能改变生活，心态丰富才能感知世界的丰富，心态好学才能感知世界的新奇，心态善良才能感知世界的美好，心态坦荡才能逍遥地生活在天地之间。长寿的人大多都是拥有阳光心态的人，就像无论什么时候都是笑呵呵的弥勒佛。

保持阳光心态非常重要，孔子说：“仁者寿。”就是气以宽厚者寿，言以简默者寿，质以慈良者寿。非淡泊无以明志，非宁静无以致远，不以物喜，不以己悲。在阳光心态下，一个人的心境达观、宁静，人体自身的免疫力、代偿力、康复力得到最佳组合，各项机能阴阳平衡，和谐运行，精、气、神、形达到最佳境界，心境如“千江有水千江月，万里无云万里天”一样的明澈。心灵平静，心理就平衡，生理就稳定，病理就不容易发生，即使发生了，也能很快重新平衡，这样也就保障了身体的健康。

美国有一对兄弟，他们性格相差甚远，一个非常乐观，而另一个非常悲观。父母希望兄弟俩的性格都能改变一些。于是，有一天，父母把那个乐观的孩子锁进了一间堆满马粪的屋子里，把悲观的孩子锁进了一间放满漂亮玩具的屋子里。

一个小时后，父母走进悲观孩子的屋子时，发现他坐在一个角落里，一把鼻涕一把眼泪地在哭泣。原来，他不小心弄坏了玩具，怕父母会责骂自己。当父母走进乐观孩子的屋子时，却发现孩子正在兴奋地用一把小铲子挖着马粪，把散乱的马粪铲得干干净净。看到父母来了，乐观的孩子高兴地叫道：“爸爸，这里有这么多马粪，附近肯定会有一匹漂亮的小马，我要给它清理出一块干净的地方来！”

心理学家发现，乐观的孩子不易患忧郁症，他们也更容易成功，身体也比悲观的孩子更健康。不仅如此，现代医学研究也表明，对当今人类健康影响最大的一些疾病如各种癌症、冠心病、高血压病等都与情绪有密切关系。因此，许多医学家都倾向于这个说法，即你的情绪使你容易患上癌症，正像吸烟容易使你生癌一样。所以为了你的健康，请保持阳光心态，为健康筑起一座高楼大厦。

如果事情能解决，为什么烦恼？如果事情解决不了，烦恼有什么用呢？所以，请保持阳光心态，其中很重要的一个元素是保持乐观，乐观是心理养生的不老丹。它是一种积极向上的性格和心态，它可以激发人的活力和潜力，还能够医治寂寞、忧郁、痛苦、失意、失望。很难想象一个看这个世界到处都不顺眼的悲观的人，怎么会有一个好的心情，又怎么可能有健康长寿的身体。

第二章

健康先养心，保持积极心态

面对内心出现负面感受的时候，我们通常有两个办法：一个是改变环境；另一个是改变自己。如果改变环境，但不能从内心真正地接受和适应环境，恐怕过不了多久又要被心理问题所困扰，所以改变自己才是应对心理问题最好的方法。我们可以通过本章中的一些办法来改变自己。

第一节　养心乃养生之第一要务

1. 万病心中起

养身首先要养心。人的七情（喜、怒、忧、思、悲、愁、惊）是产生各种疾病的内因。一个人的情绪剧烈波动或者长期处于不愉快的心理状态下，必然会导致身体各个器官的异常功能，而生理功能的紊乱会引起病变。

马先生是一位心地善良、为人直率的人，但是他有一个毛病——性子急，遇事动不动就发脾气。为此，一度和他如胶似漆的女友愤然离他而去，同事、朋友也都对他敬而远之，他与家人的关系也变得陌生。在现实面前，他的情绪变得更差，脾气也变得越来越糟糕。几年之后，因为腹部疼痛，他去医院检查，发现自己患上了肝癌，已经晚期，他即将面临的是死亡的深渊。

从上面的事例可以看出，不良的心态可以扼杀我们的生命，使原本健康的机体面临疾病的威胁，这是因为精神因素与人体免疫功能密切相关。

消极情绪作用于中枢神经系统，会引起自主神经功能和内分泌功能的失调，使机体的免疫功能受到抑制。一方面，由于机体间的平衡被打破，使细胞失去正常的功能和状态，不断变异，最终导致癌细胞的产生；另一方面，消极情绪会减少体内抗体的产生，阻碍淋巴细胞对癌细胞的识别和消灭，使癌细胞突破免疫系统的防御，过度繁殖，形成癌肿。

治病先治心，养生先养心。一个人拥有良好的心情，比 10 副良药更能缓解人体生理上的疲惫和痛楚。良好的情绪，犹如一剂心药，可以唤起机体的活力，抵御有害物质的侵蚀。

2. 心是五脏六腑的主宰

《黄帝内经》有云："心者，五脏六腑之大主也，精神之所舍也。其脏坚固，邪弗能容也。容之则心伤，心伤则神去，神去则死矣。"心是人体生命活动的主宰，在五脏六腑中居于首要地位，统摄、协调其他脏腑的生理活动，所以说养心是养生的第一要务。

心是五脏六腑的主宰，精神储藏的地方。心脏器质坚固，外邪不能盘踞于内，若为外邪盘踞，心脏就会到伤害，导致神气丧失，一旦精神丧失，就会导致死亡。

心是生命的根本，主宰着人的精神变化。养心首要安心神，只有把心稳住了，其他脏器就好管理了。人的身体就如同一个国家，若没有心君的主宰，就会群龙无首，这个国家怎么可能治理好呢！

"主血脉"是心的生理功能，与"藏神"相互作用，相互促进。只有心脏的血脉充足，才能蕴蓄阳气，安神定志。也只有具备宁静的神志，才能较好地支配阳气和血脉的正常生理功能。一旦有失偏颇，就会使这个安定有序的"国家"出现混乱。

心脏在人的一生中不停地跳动，通过经脉把血液输送到各脏腑组织器官，以维持人体正常的生命活动。心为阳脏，其正常搏动主要靠心之阳气推动血液循环，安定神志。而血脉是人体运送气血的通道，脉为心之体，血为心之用，只有经脉畅通，血行流畅，身体才运行正常，心的功能才强健。

如果心气旺盛，血液便能流注并营养全身，不仅仅精神焕发、神采奕奕，面色也会变得红润有光泽；如果心气不足，则血行不畅或血脉空虚，就会出现心悸气短、精神委顿、面色枯槁等现象。

心为五脏六腑之大主，养心当然也要五脏六腑一起上。日常生活中要学会释放压力，还要饮食有度，喜怒有节制，注意这些小细节便能很好地养护身体的“君主”。

心主神志，神志就是人的精神意识和思维活动。中医学认为人的精神思维活动与脏腑有关，而主要是心的生理功能，故有心“藏神”“主神明”的说法。《黄帝内经》中说：“所以任物者谓之心。”这句话是说，对于外界各种信息进行接受、分析和处理的首先是“心神”，然后才由君主心调动五脏六腑、四肢百骸、经络气血，统一协调行动进行应答。

当今社会，信息高度发达，信息种类繁复、数量巨大，每天起床睁眼就开始看电视、打手机、用电脑，耳听、眼看、嘴说个不停。扑面而来的海量信息，令人心神不停“任物”，应接不暇，意乱神迷，方寸大乱，迷失自我。

表面上看，我们的工作、生活还算大致有“规律”，但是在“规律”之下，是一颗按捺不住的躁动的心。面对大量的信息，人们反而容易做些“反被聪明误”的决策，难干大事，又乱心神，影响健康。

心脏可以调动全身脏腑、四肢百骸、上下内外，有非常强大的力量。如果心脏沉着稳重，就可以把人引向平和、客观、理性。成就大事伟业、敬业爱岗、奉公守法、家庭美满、生活稳定都需要一颗相对安定不躁的心，正如《黄帝内经》中说："主明则下安，以此养生则寿，殁世不殆，以为天下则大昌。"过多的信息就是最大的污染源，令心神不明。

第二节　要养生先养心

中医认为："心与夏气相通应，心的阳气在夏季最为旺盛，所以夏季更要注意心脏的养生保健。"日常生活要戒烟、戒酒，不饮浓茶，保证充足的睡眠，不要过劳或过逸，根据自己身体的状况选择合适的运动来锻炼身体，对心脏的养生保健有益。

1. 四季养生

心脏是人体阳气旺盛的器官，心脏养生一要充分借助天时，做好四季养生。所谓四季养生就是趋利避害，尽量既健康又舒服地生活，让人体感觉舒适最重要。

同样是热，春季的热带风，是风热；而夏季的热则带湿，是暑湿。秋季的热带燥，是燥热。暑气和心脏相通应。夏季江河汹涌畅通，与之相应，暑能够帮助心脏鼓动血脉，促进循环，消散瘀血，所以很多疼痛性疾病到了夏季就缓解。但是，暑湿也耗心气，困脾胃，很消耗体力，所以夏季尤其是三伏天也叫苦夏。

在夏季，人们头顶烈日曝晒，脚下是地热、地湿蒸腾，夏季的热是无处可躲的。"壮火"烈日，汗出过多，就会大汗淋漓、心慌胸闷、面色苍白、全身无力而虚脱，这是心气大伤的表现。汗为心之液，正常汗出能够维持体温，帮助散热，利于降火；但是汗出过度，就会耗伤心气。

四季养生，一要借助"苦夏"消耗富余能量，清理人体内环境，打扫卫生；二要减少酷暑湿热对心气、体力的过度消耗；三要尽量减少食欲不振、腹胀恶心、身体困重等暑湿伤脾的困扰。

2. 饮食养生

如果没有特殊不适，夏季饮食只要清淡利口，多喝汤水，避免贪凉饮冷就行了。如果盛夏汗出较多，尿黄赤，心烦失眠，舌尖红赤，应注意去暑热，利小便，清心火。可以吃苦瓜、黄瓜、冬瓜、西瓜、丝瓜、节瓜、绿豆芽等，以凉拌、做汤、煲汤较好。如苦瓜切片，开水里焯一下，撒上糖醋或者蒜汁。

胃寒的人可以在凉拌菜中多放点姜丝、蒜汁，这样就既照顾脾胃又能清暑热。丝瓜做汤，再撒蛋花、淋麻油、放点盐，既简单美味，又利口清暑。或者做冬瓜绿豆海带汤，也很简便。还可以用灯心草、白茅根、莲子心、麦冬、绿茶、茉莉花茶等泡水喝。绿豆糖水、酸梅汤、鲜榨莲藕汁也是不错的选择。

如果汗出过多，出现发软无力、心悸胸闷等症状，则需要益气养阴，可以用鸭肉煲冬瓜、瘦肉炖冬瓜、西洋参炖麦冬瘦肉等。凡是夏季汗出较多，饮食可以适当多放些盐。

如果雨水多、暑湿重，出现食欲不振、腹胀、身体沉重等症状，应该注意祛湿，以荷叶、扁豆、赤小豆、薏米、莲藕等煲汤较好。

3. 精神养生

中医认为“心在志为喜”，指心的生理功能与七情中的“喜”关系密切。喜即高兴愉快的情绪，对机体的精神状态是一种良好的刺激，有益于心脏，也有益于人体身心健康。现代医学研究证明，性格开朗、精神愉快、对人生充满乐观情绪的人多能健康长寿，其心血管病的发病率也明显降低；而情绪急躁、精神抑郁、对人生充满悲观情绪的人则体弱多病，其心血管病（如冠心病、心肌梗死等）的发病率也明显升高。

善于调整情绪，使自己总是处于乐观愉快的心态，是心养生保健的最好方法。而情绪过激，超过了人体所能承受的生理限度时，便成了致病因素，从而危害健康。《黄帝内经》认为："喜伤心，恐胜喜。"情绪是人体正常的心理活动表现，只有节制情绪，才能避免伤身。

《黄帝内经》中说喜则气和顺而志意畅达，荣卫之气通畅，所以说是气缓。"气缓"包括缓解紧张情绪和心气涣散两个方面，适度的喜能缓和紧张，使营卫通利，心情舒畅；但暴喜过度，超过了人体所能调节的限度时，喜就成了一种致病因素，可使心气涣散，神不守舍，出现精神不能集中，甚则失神狂乱等症，严重者会因过喜而丧命。

喜乐过度，神气就会消耗涣散而不得藏蓄。突然而至的大喜事，或是为某件事长时间喜乐不停，超过了人体所能调节的限度时，喜就成了一种致病因素。

人体本来是有自我保护机制的，凡事超过一定的限度就会自己做出调节。比如说遇到高兴事，笑一会儿就不想笑了，因为再笑下去，心气损失多了就要影响心脏功能。过喜破坏了自身的保护机制，使心气总是处于过度的消耗中，难以得到休养生息，就会生出疾病。

所以，一定要认识到"过喜"的危害，以安定平静的心情对待所取得的成绩、财富、荣誉等，顺其自然。在日常生活中要避免过分激动，不但要防"气死人"，还要防"乐死人"，不要得意忘形，以免乐极生悲。

尤其是在酷暑盛夏，火气旺盛，在日常生活中，要养成心平气和的性格，要善于调节心情，尤其不能大喜大悲，在任何情况下，人的情绪皆不可过度激动。

年纪大的人在精神、心理等方面都应静心、安神，在日常生活中，要养成心平气和的性格，切不可烦躁激动。保持稳定的心理状态，一定注意不要超过正常的生理限度，以免对健康不利。

4. 起居养生

夏季来临前，要把屋子打扫得干净、清爽、空旷；没用的东西该扔就扔、该卖就卖，尽量少放杂物；把空调里里外外清理干净。这样人就容易安静，吹空调的时候既节省能源也干净卫生。

夏季可以适当晚睡，但要早起，晚上睡不足八小时没有关系，不要当成病，有午休补充体力就行了。有的人一到夏季睡眠时间明显减少，晚上睡不着，早晨又早醒，就很紧张，要吃安眠药，非得睡够八小时才安心，其实没有这个必要。

而有的人由于吹着空调，夏季反而很能睡，逮着机会就睡懒觉，如果白天在户外有较大的体力活动，消耗大，这当然很有助于恢复体力，是好事。但问题是，多数人白天不活动、不见阳光、不汗出，又多睡，那还怎么阳气盛长、生机旺盛、代谢旺盛、“使气得泄”呢？

夏季，要走出户外，迎接阳光，热爱浓郁繁茂的万物生机，每天最少一次满面通红、一身大汗。每天窝在空调房间，实在要不得，这样只会使你头昏脑涨、委靡不振、腰酸背痛、关节僵硬、二便不畅。

凡需要苦思冥想、需要深入思考做出重大决策的工作，要尽量避免在炎热的夏季进行。如果总是在空调室中工作、开会，虽然不出汗，但室内热湿散不出去，会使人头昏脑涨、思路不清。

5. 环境养生

工作和生活环境是否安静，与心脏养生最为密切。噪声对听觉系统和心血管系统的影响最为明显，如果突然听到强烈的声音，心跳就会加快，跳的力量也会加强。

如果长期遭受噪声刺激，不但会造成听觉系统的损伤，还会造成心血管系统损害。研究发现，长期生活或工作在噪声的环境中，其心血管病和高血压病的发病率明显升高，还会出现情绪激动、急躁的情况，所以生活和工作环境应选择在安静的地方。

如果一个人所处的环境噪声较大（超过60分贝），应积极地采取一些必要的措施，以降低噪声的强度。如生活环境周围的噪声较大，应请有关部门解决噪声源的问题，降低噪声的强度；或安装双层玻璃窗以减少噪声。

居室内的音响、电视等容易产生噪声，使用时要放低音量，以免影响自己和他人。平时也可以多到空旷安静的地方去活动或锻炼，避免噪声的干扰。

第三节　保持积极乐观的心态

古语云："怒伤肝，恐伤肾，思伤脾，忧伤肺。"这些消极的心态会在不同程度上影响我们的健康。比如持久性的消极心态会使大脑机能严重失调，甚至引起焦虑症、抑郁症、神经衰弱等。

但只要找到合适的方法和途径，通过合理的宣泄，就能消除不良心态，重拾一份好心情，还我们一个健康的身体。所以，为了你的健康，请保持积极乐观的心态。

迈克尔·法拉第是英国的物理学家、化学家，也是著名的自学成才的科学家。他的主要成就是提出了电磁感应学说，发现了电场与磁场的联系。

法拉第年轻的时候体质很差。由于工作紧张，用脑过度，身体十分虚弱，多方求治也不见效。后来，一位名医给他进行了检查。这位医生并没有给他开药，只送了他一句话："一个小丑进城，胜过一打医生。"

法拉第仔细琢磨这句话，品出了其中的意味。于是，他开始经常抽空去看马戏和喜剧。那些精彩的表演总是让他开怀大笑。他还到野外和海边度假，调剂生活，以努力让自己保持愉快的情绪。久而久之，法拉第的身体竟然慢慢康复了。

现代医学及心理学的研究结果表明，情绪不仅会影响人们的心理健康，还会直接影响人们的身体健康。若一个人心情愉悦、舒畅，生活态度非常积极、豁达，则人体的免疫功能就会活跃、旺盛，就会减少感染疾病的机会。反之，则有可能会因情绪失控而引发神经系统功能失调，使人体内阴阳紊乱，从而百病丛生。

事实上，心态对人们身体的健康，起着无比重要的作用。比如，理论上讲，人的寿命可达110岁以上，上限高达160岁。但真正能活到100岁的人都很少，为什么？有关研究已经表明，影响人的寿命的因素除了生活坎坷和劳累外，还有一个重要原因就是"感情损伤"。

正常情况下，人们心理上受到的外界刺激要与承受力保持平衡才行。若情绪总是不稳定，有时高涨，有时低落，便会处于失调状态，造成病灶"感情势能"。当某些"能量"积攒到一定程度时，会使生理代谢紊乱，免疫功能降低，甚至出现某些疾病。

在一定程度上，心态上的开朗与抑郁、炽热与冷漠、喜悦与焦虑、镇定与暴怒，婚姻家庭及事业上的顺利与挫折、成功与失败等，这些事物之间都是有联系的。它们相辅相成。一旦负面情绪占据主导地位，削弱生理机能，就会导致各种致病因子肆虐，结果是不言而喻的。

不过，心态既能使人生病，也能给人治病。

加利福尼亚大学的教授诺曼·卡兹斯在40岁时患上了胶原病，医生说这种病康复的可能性是五百分之一。他听取了医生的建议，经常看滑稽有趣的文娱体育节目。他总是被逗得哈哈大笑，有的节目甚至能使他从心底发出微笑。除了看有趣的节目外，生活中他还有意地逗家人笑。一年后，医生对他进行血沉检查，发现血沉降低了5个百分点。两年后，他的胶原病彻底痊愈了。

后来，他出版了一本自传，书名叫《五百分之一的奇迹》。书中说："……如果消极情绪能引起肉体的消极化学反应，那么那些蓬勃向上的积极情绪就会引起积极的化学反应……爱、希望、信仰、笑、信赖、对生活的渴望等，它们都具有治病的功效。"

一旦身体健康出现问题，需要检查的可能不仅是我们的身体，还有我们的情绪。积极快乐的情绪有天然的抗病能力，能使我们奇迹般地保持和恢复健康。

第四节　用行为改变情绪，创造快乐

心态不仅仅能影响我们的情绪，更能直接有力地影响我们的身体，催生不同的能量。而只有愉悦的、提振人心的情绪，才能激发出正能量。

20世纪60年代，一位名叫詹姆斯·莱尔德的青年学者在罗切斯特大学从事临床心理学的博士研究。在一次培训中，他被要求在导师通过单面玻璃监督的情况下与患者谈话。谈话过程中，患者脸上突然浮现出一丝不同寻常的微笑。莱尔德对此产生了兴趣，想要知道当患者做出这一不寻常的表情时心中的感受。

回家的时候，莱尔德一边开车一边在心中回想这次谈话，对那个微笑产生了越发浓厚的兴趣。最后，他也挤出了一个同样的表情，试图发现患者在做出这一表情时的感受。结果，他惊奇地发现，这个刻意挤出来的表情竟然使他马上快乐起来。这简直不可思议。于是，莱尔德又尝试着皱了皱眉，结果他发现自己马上又变得悲伤起来。

莱尔德驾车回家路上的这个微笑，改变了他的整个职业生涯，他开始研究关于情绪的相关心理学理论，并最终确定了“行为决定情绪”的理论：当人们做出微笑的表情后，他们会感觉自己快乐了起来，体内的正能量也会越聚越多；而当人们皱起眉头时，会感觉自己也无端生起气来，内心瞬间被负面情绪充满。

事实上，在这一理论被确定之前，已经有人使用它了。19 世纪末，俄国著名的戏剧导演康斯坦丁·斯坦尼斯拉夫斯基就创造了“体验式表演法”，震撼了整个戏剧界。这一方法的核心在于，通过让演员控制自己的行为，继而在舞台上感受到真实的情绪。这种方法通常被称为“设身处地法”，被包括马龙·白兰度、沃伦·比蒂、罗伯特·德尼罗在内的众多著名表演艺术家广泛采用。

这种通过行为改变情绪的技巧正在被越来越多的人采用。像日本人，他们虽然善于经商，但由于日本文化的特点，他们在谈生意时不喜欢表露自己的感情，尤其是不喜欢笑。因此，日本人在谈生意时，总是会给人一种压抑和刻板的感觉。当和西方人谈生意时，由于西方人性格开朗、幽默，因此这两种文化之间常常会因误会而导致冲突。

为了更好地表达自己的情感，日本人想了很多办法，其中一种就是用行为改变情绪。有的公司老板经常会在下班前的30分钟内训练员工如何保持微笑。具体的方法就是：发给每个员工一根短木筷，让他们横着咬在嘴里，固定好面部表情后，再将筷子取出。这是人脸部维持笑容的基本状态，然后发出声音，就好像是在笑。

这种行为改变情绪的方法，实际上就是要你学会如何控制自己的情绪。我们的情绪就像一个茶杯，在它装满了坏情绪的时候，好情绪自然就无法再装入这个茶杯。而通过调整行为，我们可以把好情绪倒进茶杯，让坏情绪不能再进入茶杯之中。

英国作家艾略特说过："行为可以改变人生，正如人生应该决定行为一样。"一个人如果总是想象自己进入某种情境，并让自己的行为真的像在那种环境之中，借此感受某种情绪，那么这种情绪就会在不知不觉中真的来到你身边。

微笑能让你感到快乐。表现得像发生了什么开心事一样，也能让你得到与真心大笑同样的效果。所以，请笑起来吧，像不曾受过伤一样。只要嘴角轻轻上扬，你的人生就会充满快乐。

英国心理学家霍特曾讲过这样一个故事：

> 某天，克里斯感觉自己情绪低沉，以往他应对情绪低落的方法是躲起来不见人，直到心情好转为止。但这天他要跟上司一起去参加一个重要的会议，无法逃避，所以只好强装出一副精力充沛的样子。
>
> 在会议上，克里斯笑容满面、谈笑风生，完全装出一副心情愉悦而又亲切热情的样子。让他感到惊讶的是，这种状态维持没多久，他竟然发现自己不再抑郁低迷了。

克里斯并不知道，他在无意中运用了心理学的一个理论来调整了自己的情绪，即假装处于某种情绪下，往往能让自己真的产生这种感受。

显然，快乐是可以创造出来的。事实上，心理学专家研究发现，人类行为的方方面面，包括走路和说话的方式，都能影响人们的感觉。

美国佛罗里达州大西洋大学的心理学家萨拉·斯诺德格拉斯研究了走路方式对人们情绪的影响。她假装要做一个关于身体活动对心率影响问题的研究，要人们用不同的方式走三分钟。其中一半的实验参与者要大步走、摆动胳膊、昂首挺胸，另一半则要小步、拖着脚走路、眼盯地面。实验结束后，所有参与者都要给自己的快乐指数打分。结果显示：大踏步走的人与拖着脚步走的人相比，明显感到更快乐。

可见，快乐是可以被创造的。身体上小小的改变，就能让身体充满正面积极的能量。

来自海德堡大学的另一位心理学家赛比娜·科赫通过另一个实验证明了这一理论。她训练了一帮人，教他们用一两种不同的方式握手。一部分人学习如何顺畅地握手，另一部分人则学习如何生硬地上下握手。然后，这些人勇敢地与将近五十个实验参与者握手。每一次握手后，科赫都会询问实验参与者的感受。

结果显示，与那些和动作生硬的人握手的实验者相比，那些和动作顺畅自然的人握手的实验者感到更快乐，与对方心理上更加亲近，认为这些人态度随和，更加招人喜欢。当然，那些使实验参与者表现得更加快乐的握手动作顺畅的人，同时也自我感觉良好。

合适的说话内容也能给我们带来快乐。20世纪60年代末，美国临床心理学家艾米特·费尔腾找来一批志愿者，将他们随机分为两组，并给每一组一沓卡片。第一组志愿者拿到的卡片中，最上边的一张提醒大家：每张卡片的内容不同，他们要大声地念出卡片上的话。第二张卡片上写着："今天既不比过去好，也不比过去差。"第三张卡片上的内容则是："然而，我今天感觉确实不错。"慢慢地，志愿者念完了全部六十句话。接近结束时，卡片上的话变得越来越积极正面。

第二组志愿者也要念出卡片上的话。但是，他们的卡片上的话并不是积极向上的。于是，实验过程中，第二组志愿者一直在大声朗读各种事实，包括"土星有时候与太阳和地球连成一线，所以我们看不到它"、"东方列车行驶在巴黎和伊斯坦布尔之间"等。

实验结束，费尔腾让所有的参与者为自己的快乐指数打分。结果，第一组志愿者情绪反应相当好，而第二组的志愿者则没什么特别的感觉。

不起眼的日常行为中，蕴含着神奇的能量。一旦我们了解了各种行为对情绪的影响，那么我们就能借助走路的方式、说话的内容等随时调整自己的情绪，使自己时刻处于最佳的状态。

第五节　心态失衡，健康也会失衡

现今，越来越多的情形告诉我们心态健康的重要性，心态失衡，健康也就失衡。每个人都要珍视自己宝贵的生命，直面现实的生活，千万别让自己的心态失去了平衡。

在现实生活中，有些人根本不理解“授人香草，手自留香；送人玫瑰，心自芬芳”的哲理，一看到他人的好，就攀比得浑身不舒服；一看到他人的过，却在一旁幸灾乐祸偷着抿嘴笑。且不评说他们属于何种畸形的品行，但可以认为，有这样失衡心理的人至少是不够健康的。

最常见的心态失衡莫过于嫉妒心，伟大的成功者不易嫉妒，因为他远远超出一般人，找不到足以同他竞争、值得他嫉妒的对手。

聪明者比伟大的成功者更不易嫉妒，因为他懂得人生的限度，这时候他几乎像一位神一样俯视人类，而在神的眼里，人类有什么成功伟大得足以使他嫉妒呢？一个看破了一切成功之限度的人是不会夸耀自己的成功，也不会嫉妒他人的成功的。

19 世纪初，肖邦从波兰流亡到巴黎。当时匈牙利钢琴家李斯特已蜚声乐坛，而肖邦还是一个默默无闻的小人物。然而李斯特对肖邦的才华却深为赞赏，怎样才能使肖邦在观众面前赢得声誉呢？李斯特想了个妙法：那时候在钢琴演奏时，往往要把剧场的灯熄灭，灯一灭，一片黑暗，以便使观众能够聚精会神地听演奏。李斯特坐在钢琴面前，当灯一灭，他就悄悄地让肖邦过来代替自己演奏，观众被美妙的钢琴演奏征服了。

演奏完毕，灯亮了，人们知道演奏者是一位默默无闻的小人物时，既为出现了这位钢琴演奏的新星而高兴，又对李斯特推荐新秀的行为深表钦佩。

现实生活中，能够像李斯特这样毫无忌妒心的人少之又少。因为在某种意义上，一个竞争的社会必然会导致嫉妒的存在，嫉妒通常是基于竞争的。不同领域之间的人，没有竞争的存在，通常不会产生嫉妒。所以，文人不会嫉妒明星走红，演员不会嫉妒巨商暴富。当然，如果这文人骨子里是演员，演员骨子里是商人，他们就会嫉妒明星巨商，渴望走红暴富。因为都在名利场上，他们有了共同的领域。

其实，在同一领域内，人们对于远远不如自己的人，或者远远超越自己的人，也不容易产生嫉妒。因为水平悬殊得厉害，构不成竞争。所以，嫉妒最容易发生在水平相当的人之间，他们之间最容易较劲。当然，由于太优秀的人和太愚笨的人毕竟只是少数，大多数人都只是普通人，所以嫉妒是普遍存在的。

嫉妒在大多数时候会表现为消极的意义。它常常会导致中伤别人、怨恨别人、诋毁别人等消极行为。由于它往往是和心胸狭窄、缺乏修养联系在一起的，所以，心胸狭窄的人常常会因一些微不足道的小事产生嫉妒心理，别人任何比他强的方面都成了他嫉妒的缘起。

心胸狭窄、缺乏修养的人会将嫉妒心理转化成消极的嫉妒行为，严重地破坏人际关系。然而，那些心胸宽广的人，则会把嫉妒变成前进的动力，在萌生不满情绪的过程中，尽力从失望中寻找希望。

大千世界，芸芸众生，禀赋各异、遗传基因、生活环境不同，会导致各自世界观、人生观、价值观的差异。各式各样的人群，才能构成了如今精彩缤纷的世界社会。而每个人的心中都会有一个属于自己的梦想，没有梦想的人生则是暗淡、乏味、平庸的。这些作为心态翅膀的梦想，最终追求的无非是生活得更幸福、更精彩。然而，一个人的心态空间总是有限的，若现实与梦想产生距离，有时很容易心态失衡。因此，从这个道理说来，嫉妒之心多了，宽容之念就会少；钓誉之心多了，淡泊之念就会少；贪婪之心多了，清廉之念就会抛到九霄云外。

心态失衡会平添无端的烦忧和痛苦，要么妄自菲薄，缺少自信，变得沮丧郁闷、偏激多疑；要么狂妄自大，目空一切。心态的失衡也会扭曲人的正常思维，干扰对事物的正确分析和判断；心态失衡还会影响到人的才智的发挥、事业的发展以及人际关系的和谐。换言之，一个没有爱心的人，他的心灵极容易“感冒”；一个心态失衡的人，很可能会走向事物的反面。

但凡世间一切，平衡都是相对的，也是动态的。正如大自然有风和日丽，也有暴雨雷电；人生之旅有阳光灿烂的日子，也有面临各种矛盾、痛苦的考验。所以，面对逆境要达观，不可因困扰而走苟且之路，失却为人尊严；面对浮华更需要冷静，不可因诱惑而行苟且之事，忘记做人原则。在日常生活中，少一点追逐名利，对世事多一分平淡心。

溜须拍马背后可能隐藏着陷阱，逆耳忠言背后则更可能包孕着深情。此种“宠辱不惊，看庭前花开花落；去留无意，望天外云卷云舒”的人生态度，体现的是一种更高的境界和修养。想必，一个内心充满嫉妒的人是不幸福的，一个心态失衡的人也是不快乐的。

人生处世，正如走平衡木的运动员需要保持身体均衡的技巧一样，平和的心态不可或缺。透过这些，会对世事多一些理智的认识而不会拘泥于一时一事，才会“风物长宜放眼量”，从长计议调整好自己的心态平衡。如此，我们的生命才会厚实康健，生活才会和谐幸福，社会才能更加有序公正。

第三章

心理免疫——筑起你的健康心态长城

做自己命运的主人，积极参加并合理处理生活中的冲突；采取开放式的学习方法，不断增长生活经验；面对一种情境要力求有多种考虑和选择方法，把变化看成是学习的机会，学会应付变化的外界环境，并锻炼情绪的可塑性。

第一节　不能改变现实，但可以改变心情

我们都喜欢假设，假设当初能再坚持一下，假设自己非常漂亮身材又好，假设我嫁给了爱我的人而不是我爱的人，假设第一次创业没有失败，等等。如果这些假设都能成立，那么这个世界一定会变得非常完美，至少我们认为是圆满的。

但是，很遗憾，人生不过是一张单程车票，所有经历过的都是不可改变的现实。如果这些事实是幸运的，带着祝福，带着快乐，我们自然乐意接受；如果是不幸的，带着伤害，带着眼泪，我们的心就会排斥，不愿接受，就会掉进各种假设的陷阱，悔恨、懊恼、失望、自责，直至身心俱疲。无论你愿意接受还是不愿意接受，这就是生活的真相，且无法更改一丝一毫。

人生不如意十有八九，比如挫折失败、生老病死、股市涨跌、海啸地震，以及各种不幸的降临，这些都令我们无法逃避，但我们可以选择改变心情。

人们往往认为是一件事情引发了某种情绪，但美国心理学家埃利斯研究发现，是我们内心的想法或者说心态决定了我们的情绪。所以，不要把

一切负面的情绪归于现在的人、事件、关系。表面上是这些因素决定了你的爱恨情仇，实际上导致你负面情绪的罪魁祸首是你内心对事情的想法和观点，而这是完全可以用积极的心态去改变的。从这个意义上说，我们完全有能力左右自己的心情。

如果你因失败而灰心丧气，那其实是成功女神对你毅力的一次考验。你要做的就是总结经验、教训，重拾勇气、自信，向着胜利前进。郁闷的心情只会让你更加失败，反之，坦然的心情则能让你接近成功。

如果你害怕失去而黯然神伤，那是因为你一直习惯拥有，拥有的越多就会越快乐，而失去就会痛苦不堪。塞翁失马的故事告诉我们，“塞翁失马，焉知非福”。失去会带来疼痛，而正因为失去，才让你得到更多，有所得必有所失，同样有所失也必有所得，所谓“失之东隅，收之桑榆”。人生本无所谓得失，你心情的好与坏，全在于你自己内心的想法。

如果你因过去的灾难而痛苦万分，这本无可厚非，但是即便你痛苦到老，昨天的事情也无法改变。事情既然已经过去，就让痛苦的心情也一起过去吧。不要浪费过多的时间和心情在过去那些令你郁闷的事情上，因为生活还要继续!

如果你因为遭遇不公而心情郁闷，你不得不承认生活本身就存在着不公平。有人说：“人生如打牌，而不似下棋。”下棋是公平的，因为棋子一样多，棋盘共同用，条件相同，起跑线一致，机会均等，就看谁的棋艺高。而打牌是不公平的，除了抓牌的数量一样，牌的好坏却有着千差万别。人生也是这样，我们不能控制自己的牌好还是牌坏，但是我们可以控制自己打牌时的心情。好心情会让你的牌技发挥得更好，结果也许是你拿了一手烂牌却赢了这一局!

“面朝大海，春暖花开”，让我们做自己心情的主人吧。很多事情的发生是不受人控制的，事情无法改变，但是我们可以改变面对事情的心情，让心情去适应事情。

美国及加拿大职业篮球联盟（NBA）的黄蜂队有一位身高仅1.60米的运动员，他就是博格斯——NBA最矮的球星。即便是对普通的男人来说，身高1.60米也是一种缺憾。但是博格斯却接受了自己身材矮小这个无法改变的事实，并毫不气馁，自信而努力地在“长人如林”的篮球场上竞技，并且跻身大名鼎鼎的NBA球星之列。

从小就喜爱篮球运动的博格斯，因天生身材矮小，在一起玩球的伙伴们都瞧不起他。有一天，博格斯很伤心地问妈妈：“妈妈，难道我就这样不长个儿了吗?”妈妈鼓励他：“孩子，你会长得很高很高，只要你努力，你一定会成为大球星。”从此，长高的梦像天上的云在他心里飘动着，每时每刻都在闪烁希望的火花。

博格斯一直苦练球技，虽然自己的身高不如其他队员，但是每次自己所在的队伍总是赢球，博格斯也逐渐成了球队的明星。“业余球星”根本不是自己的篮球理想，博格斯的野心更大了，他想进入NBA，但是面临着更严峻的考验——1.60米的身高能打好职业赛吗?博格斯横下一条心，个儿矮也能闯天下。“别人说我矮，反而成了我的动力，我偏要证明矮个子也能做大事情。”

博格斯在威克·福莱斯特大学和华盛顿子弹队的赛场上，收走了从下方来的90%的球，他飞速地低运球过人，简直就是个“地滚虎”。后来，博格斯进入了夏洛特黄蜂队（当时名列NBA第三），在他的一份技术分析表上写着：投篮命中率50%，罚球命中率90%。

博格斯能以1.60米的身高名扬NBA不是靠侥幸或者运气，而是个人的努力和实力。当年博格斯与2.29米的“竹竿”肖恩·布莱德利并肩而立，高度的反差形成鲜明对比，成为NBA的宣传海报，就是告诉所有热爱篮球的年轻人：来NBA，只要你有真本事，不管身高多少都能站住脚。当然，随后岁月证明这张海报的预言仅仅对了一半：博格斯成功地撰写了NBA的历史，布莱德利却没有混出什么名堂。

不要抱怨自己的命运如何坎坷，也不要抱怨上天给予我们的不够多，很多有所成就的人，比如贝多芬、霍金、海伦·凯勒，并不是因为上天多么垂青他们，而是因为他们勇于接受事实，接受生活的真相。

是的，不幸是催生美好的力量。如果没有颠沛流离、人生失意，我们怎么可能阅读到曹雪芹那不朽的巨著；如果李白真的官场得意、平步青云，我们还能吟出千古传诵的浪漫诗篇吗？

很多人遭遇不幸，会拿假设来慰藉自己，这本无可厚非，但若是沉溺其中，假设就成为你心灵的枷锁、束缚你追求成功的力量。现实中发生的事情，都是无法改变的真相。你若想否认这些事实，其实就是在否定自己。我们要学会接受真相，不和过去的事情较劲，改变心情，才能改变自己不尽如人意的命运。

聪明人永远不会坐在那里为他们的损失而哀叹，却情愿去寻找办法来弥补他们的损失。

已经发生的事情，就让它过去吧，苦恼和后悔都没有用。淡定地接受现实，并积极寻求解决之道，这才是生活的真谛，也是成功的秘密。

罗森鲍姆在进入企业收购领域之前，曾在一家投资公司为像彼得·林奇这样的敢在上帝嘴里拔牙的股市投机者服务。不幸的是，他当时正好碰上20世纪70年代末美国最严重的股灾，仿佛瞬间的工夫，所有人都变成了穷光蛋，每个人的心里都窝着一股无名之火。

罗森鲍姆也在公司感受到了强烈的暴力气氛。这很不正常，因为就连他也想对着某个人怒吼几声，甚至冲出去打一架。怎样才能摆脱危机？如果公司垮了，他就会失业。这是他想大发脾气的原因。

但就在这时，他看到了总裁理查德先生，顿时惊讶地张大了嘴巴。因为理查德正拿着一块干净的抹布，在专心致志地擦桌子，他的旁边放着一个水盆，里面装满了清水。看得出，这是精心准备的一次卫生清洁工作。隔着总裁办公室超大的玻璃窗，很多人都看到了这一幕。

罗森鲍姆走进办公室问："我不明白，先生，你在干什么？"

理查德看了看他，笑着说："年轻人，我从你的脸上只看到两个字：失控。你想把房顶都掀掉吗？如果发火可以解决问题，我愿意把整个写字楼都炸掉来消除公司面临的危机。可是在此之前你要搞明白，愤怒和发泄能带来什么？它只会让我们做出不理智的决定，让公司错失扭转乾坤的良机！"

"我还是不懂，因为总该做点什么。"

"接受现实，然后静观其变，这就是我想让你们做的。"

罗森鲍姆记住了这句话。作为一名优秀的财务专家和管理专家，他认为自己最幸运的就是在年轻的时候学会了控制情绪，以便让自己随时做出正确的决策。

实际上，我们所有情绪方面的问题和大部分身体上的问题，都是由于不接受自己或别人的现实情况，或抵触某个我们目前迫切想要改变却有心无力的局面造成的。拒绝或无法接受现实，是导致所有情绪问题的根源。仔细想一下让你失望和沮丧的原因，你就会清楚地发现，你其实是在拒绝接受某些你无法立刻改变的现实情况。

我们为什么不愿意接受现实？因为我们总是错误地认为可以改变它。

但实际上，无论我们接受与否，现实就是现实。只有当我们主动认可并接受它时，这种抵触心理所带来的负面情绪才会被克服。

接受现实，意味着你不必怀有必须纠正他人的心理。无论他人有多么错误和荒谬，你都要尊重他们按照自己意愿生活的自由。当然，如果你意识不到自己对现实的抵触，你就无法克服这个坏毛病，你的情绪也就总是很容易地就被他人影响。

你不必非要弄明白抵触现实是否会引起更多痛苦、麻烦、愤恨、敌意和家庭矛盾，因为你的心理承受能力还没有强大到这个地步。一旦你接受现实，你就会免受精神上的伤害，不会因为别人而生气、愤怒或痛苦，也不会感到自己不如别人或被别人伤害。

虽然你改变不了自己理解事物的方式，但你可以改变自己的思维和反应模式。也许你不喜欢某个现实状况，但目前你必须要接受它。只有这样，你才能控制自己的情绪和行为。

第二节　认识自我，找准定位

人生的第一件大事就是发现自己，因为不发现自己就无法识别自己，不认识自己就无法判断自己的价值。一个人的成功过程就是一个不断自我认识的过程，只有正确地认识了自我，找好定位，才能做出正确的决断和选择，才能把握机会，获得成功。

不是所有的人都有经商的情商，也不是所有的人都有搞科学研究的智商。只有正确认识自己，客观评价自己，我们才能不浮躁。

国学大师胡适在20岁那年到美国读书。由于家道中落，他为了节

省学费，接济家里，就进入了康奈尔大学，选学农科。

康奈尔大学农学院设有洗马、套车、驾车、下田农耕等实习课程。胡适本来就出生于农村，所以并不害怕这些课程。他对洗马、套车等都很有兴趣，也可以应付自如。可是，到了给苹果分类的时候，他却洋相百出。

按照校方要求，学生必须在规定的时间内完成对30种苹果的分类。许多学生只用二三十分钟就能将苹果种类分得一清二楚，可胡适即便花上两个半小时，将苹果翻来覆去地观察，也只能勉强分辨出二十来个品种。经过冷静地思考，胡适及时放弃了农学，转学自己感兴趣也擅长的历史、文学，终于功成名就，成为现代著名的学者、诗人、历史学家、文学家和哲学家。

当一个人不能正确认识到自己的短处和长处时，他越是想要急功近利，就越是容易做出错误的决策。而一旦决策失误，成功就会越来越遥远，人也就会变得更加浮躁。只有像胡适那样，能够认识到自己的短处和长处，并且去做自己擅长的事情，人才能一步步地走向成功。

只有清醒地认识自己，才能正确地把握自己，才能保持良好的心态。很多人心态浮躁，干劲不足，牢骚却不少，一个重要的原因就是不能正确地认识自己、对待自己。事实上，把自己的能力估计得过高，必然会导致浮躁情绪的出现。因为当你过高估计自己的能力时，必然会制订一个相应高度的目标，这个目标一旦迟迟不能实现，个人的心态也就不会平静下来。时间久了，浮躁情绪就必然会出现。

正确地认识自己并不容易。知人很难，知事也难，知理更难，知己最难。杨绛先生在她九十六岁高龄时所著的《走到人生边上》一书中便颇有感触地谈道："了解自己，不是容易。头脑里的智力是很狡猾的，会找出种种歪理来支持自身的私欲。得对自己毫无偏爱，像侦探侦查嫌疑犯那么窥伺自己。”可见，要正确地认识自己是需要痛下苦功的。

要正确地认识自己，必须真诚地听取各方面的意见，必须经常地进行自我反思和自我剖析，这样你才能看清楚自己的缺点、弱点和不足。千万不要盲目地自我欣赏、自我陶醉，也不要把别人当面的恭维和奉承当作全部的评价，更不要想当然地认为自己无所不能，什么都能干，什么都能做好。否则，你就会变得盲目，变得浮躁，看到别人经商赚大钱，你也想着去做生意；看到别人考上了公务员，你也想着进入体制内；看到别人出国留学，你也想着要出国镀金……

殊不知，有的人天生就不适合经商，有的人天生就不适合读书，还有的人则天生就不适合官场环境。

如果一个人非要去做自己不擅长的事情，还要把这件事情做好，在无法成功的现实面前，他又怎么可能不浮躁?

“骏马能历险，犁田不如牛；坚车能载重，渡河不如舟；舍长以求短，足智难为谋；生才贵适用，慎勿多苛求。”古人的这首诗形象生动地说明了正确认识自己、找准定位的重要性。

第三节　专注当下，不要为未来过度操心

人们担心着未来，却忘记了现在，因此他们既不是活在现在，也不是活在未来。

我们不能再拥有过去，也不能拥有未来，所以过去和未来对于我们来说都是虚无的，既然是虚无的，我们又怎么能抓住它呢？所以我们拥有的只有现在。

丹麦流传着这样一个故事：

有一个铁匠，经常有这样那样的担心，比如，“如果我病倒了，不能工作怎么办?”“假如我没有金钱，生活会是什么样子?”这些担心像一座座无形的大山压得他喘不过气来。

一天，铁匠上街买东西，由于焦虑过度而昏倒，正好有个人路过碰到，这个人了解了铁匠的焦虑后，送了铁匠一条金项链，并告诉他：“不到万不得已的情况下，千万别卖掉它。”

自此以后，铁匠不再焦虑。因为他觉得，即便有一天他变得一无所有，也还有这条金项链作为本钱。这样，他白天踏实地工作，晚上回家后踏实地睡觉，毫无忧虑，身体渐渐恢复了健康。

后来，一次偶然的机会，他带着金项链去首饰店询问它的价格，老板告诉他这条项链是铜的，并不值钱。铁匠恍然大悟，明白了自己当初为什么焦虑。

焦虑情绪有一个很明显的特点，就是悲观的想象，担心尚未发生的事。虽然它们也许压根就不会出现，但仍然有各种各样悲观的想象和预测。

专注于当下可以减少甚至避免这种焦虑情绪。因为大多数的焦虑情绪，无不来自记忆或对未来的想象，而当你专注于当下时，你会没有时间去想象过去或者未来。

问题是，当今是我们最容易忽略的思维死角。我们总是习惯性地忘不掉过去，很多人甚至心甘情愿地活在过去不肯出来。我们还更加担心未来。但是，过去的毕竟已经过去，而未来又尚未来临，即便来临，最坏的情况也不过是以当下我们所担忧、所不期望的方式发生。既然如此，我们能拥有的不就是当下吗?

专注于当下，会让我们心态平和。当我们每天做好计划、做好记录，科学合理地运用时间、享受时间时，会觉得时间突然慢了下来。我们不会再像以前那样行色匆匆，而是会放慢脚步，欣赏周围的花草，呼吸一下新鲜的空气，从而发现生活原来是如此美好。

专注不但是做事情成功的关键，也是健康心灵的一个特质。专注就是注意力集中到某件事物上面，你与所关注的事物融为一体，不被其他外物所吸引，不会陷入焦虑之中。

不能专注的人，也就不能放松。专注与放松，实际上是同一枚硬币的两面而已，专注也是幸福人生的一个关键特质。

心理学研究已经发现，专注可以帮助人们缓解压力，促进免疫系统，减少慢性疼痛，降低血压，还可以帮助病人应对癌症。每天花几分钟主动地专注于当下的生命体验，可以缓解压力进而减少患心脏病的风险。专注甚至还可以减缓 HIV 病毒（人类免疫缺陷病毒）对机体的侵害进程。

最重要的是，专注的人因为更自信，更能接受自己的弱点而很少焦虑。所以他们更幸福，精力更充沛，更有同情心，也更有安全感。

专注于当下就是要全副身心关注眼前手边的事物，不怀念过去，也不寄望未来，而只是全心全力地去体会及品尝当下的每一个经历，而非结果。当下就是永恒，生命的意义就在其中。

今天的生活就要由今天的快乐之心来滋养，千万不要去预支明天的烦恼，因为明天的烦恼自然有明天的解决办法。

一个人如果在事情没做之前就忧心忡忡，反而会让事情越来越复杂。不如放下包袱，暂时不去想，不去担心。这样在做事情的过程中，也许会有意外的发现，事情或许并不像自己想的那么复杂、悲观。

有个小和尚每天早上负责清扫寺庙院子里的落叶。

在清晨起床扫落叶实在是一件苦差事，尤其在秋冬之际，每一次起风时，树叶总随风飞舞落下。

每天早上都需要花费许多时间才能清扫完树叶，这让小和尚头痛不已。他一直想要找个好办法让自己轻松些。

后来有个和尚跟他说："你在明天打扫之前先用力摇树，把即将落下的叶子统统摇下来，后天就可以不用辛苦扫落叶了。"

小和尚觉得这真是个好办法，于是隔天他起了个大早，使劲地猛摇树，这样他就可以把今天跟明天的落叶一次扫干净了。一整天小和尚都非常开心。

第二天，小和尚到院子里一看，不禁傻眼了。院子里如往日一样是落叶满地。

老和尚走了过来，意味深长地对小和尚说："傻孩子，无论你今天怎么用力，明天的落叶还是会飘下来啊!"

小和尚终于明白了，世上有很多事是无法提前的，唯有认真地活在当下，才是最真实的人生态度。

现实生活中，我们有多少人像小和尚一样，总是身不由已地为未来的事情担忧，总是在杞人忧天地构思着明天，却从未想过好好享受今天?

为未来还未发生的事情过度操心，是人类的通病。即便当明天已经成为昨天，我们的心中仍然只有明天。我们在不断预支着明天的烦恼，也就不断透支着生命。但是，很少有人会停下来想一想：我们这样不断地操心未来究竟是为了什么?

也许有人会说，我们是为了更好地生活。只有提前把明天的烦恼都解决掉，将来才能过得更好、更自在、更无忧无虑。可是，生活的真谛到底是什么？有个广为流传的故事，说当佛祖问一个修行很久的蜘蛛什么最珍贵时，蜘蛛回答：得不到和已失去。而当蜘蛛在人间走了一遭历尽沧桑之后，终于明白，最珍贵的不是得不到和已失去，而是眼下的幸福！

我们总是习惯为未来过度操心，为不可能发生或还未发生的事烦恼。殊不知，预支了烦恼，就是给自己戴上了一个枷锁，会让你带着镣铐前进，让你常常感到身心疲惫，而且疲惫得没有一点价值。

预支明天的烦恼，只能使今天获得不快乐。要知道，真正的烦恼就在那里，你烦或者不烦，它都在那里。而想象的烦恼，本不在那里，你烦，它就真的在那里了。

美国心理学家做过一个有趣的实验，他们要求人们把自己未来7天内感到忧虑和烦恼的所有事情写下来，然后投入一个指定的“烦恼箱”里。三周后，人们打开“烦恼箱”，逐一核对自己的烦恼。结果发现，其中九成的烦恼并未发生。又三周后，当人们再次检查“烦恼箱”时，发现绝大多数烦恼都已经不存在了。

心理学家得出了这样的数据：一般人所忧虑的“烦恼”，有40%是属于过去的，有50%是属于未来的，只有10%是属于现在的。其中有92%的“烦恼”并不会真的发生，而剩下的8%的烦恼大多可以轻松化解。

大多数的烦恼，都是人们想象出来的。人们通过想象不断将烦恼放大、强化，最终使它们成为一种心理负担，从而导致对未来的焦虑。

第四节　学会遗忘，拥有一颗平常心

生活中，伤害随时都可能发生，关键是怎样对待伤害，怎样治愈伤害。如果活在念念不忘的旧恶中，只会给自己的心理造成极大的负担，而心理健康直接影响着身体健康，这样会给生活带来更大的烦恼，给身心带来更大的伤害。

有一位画家为了报复当年与他竞争的同门师兄，宁愿把自己的画作烧毁，也不愿意卖给喜欢他的画的师兄之子，每天他都阴沉着脸坐在画前，自言自语地说："这就是我的报复。"久而久之，他觉得自己的画作越来越不如以前。这使他苦恼不已，不停地找原因。

有一天，他正在作画，忽然跳了起来，原来他发现画布上出现了一双眼睛，继而出现了嘴巴、鼻子……而一切都与他的师兄惟妙惟肖。

画家为此惊出了一身冷汗，大声咆哮起来，把所有的画作撕了个粉碎，并且高喊："我已经报复到自己头上来了！"

一个人终日生活在旧恶里，身心不得安宁，实在是对自己最大的折磨。这样沉重地活着总有一天会把自己压垮。而学会不念旧恶，身心才能轻松，生活才能真正地轻松。

有一个刚到种子公司帮忙的年轻人，春播时带回了一些耐旱高产的小麦品种。据说这种品种的产量能比往年翻一番，常年靠天吃饭的村民们知道了这事，高兴地纷纷来到年轻人的家里，要求让他帮忙买点良种。

他们心想：种子公司的良种肯定不会假。可无论人们怎么磨破嘴皮，年轻人就是不答应。

原来，年轻人始终记得那些曾伤害过他的人和事：小学时欺负他的同桌，浇地时与他打架的人，因为丢了一只鸡而怀疑他并在房顶上大骂三天的邻居。这些来要小麦种子的人不是跟他的仇人沾亲带故，就是相互关系不错。他若给了他们，那些仇人们不也得到了吗?

第二年春天，年轻人将自家的田里全都种上了这些小麦良种，等待着一个丰收季节的到来。

谁曾想事与愿违，这一年他家的小麦不但没有丰收，而且比过去普通种子的产量还要低。

年轻人百思不得其解，便去种子站找农业技术员询问。农业技术员实地看了看，然后对年轻人说："这是良种接受了附近普通麦种的花粉所致，假如大家都种上了良种，就不会这样了。"

年轻人这才醒悟，感叹道："因为旧日的怨恨，现在生活都无法称心如意啊!"第二年，他特意到种子站购买了许多良种，不仅送给与自己的麦地相邻的人，也送给去年要种子遭拒绝的人。他看到以前那些见到他投以怨恨目光的人们，现在都热情真诚地打招呼，友好、亲善地对待自己。

宰相肚里能撑船，宽容之所以千百年来作为一种美德受到人们的推崇，而今作为一种人际交往的心理因素也越来越受到人们的重视和青睐，实在是因为那种宽宏大量、光明磊落的胸怀表现出了别人难以达到的高度。它是一种爱的力量，折射出自身人格高尚的光彩，让别人的精神境界也能得到升华。

学会遗忘，拥有一颗平常心，是一种对心灵自由的追求。学会忘记吧，忘记名利的角逐，忘记利益的争夺，忘记失恋的痛楚，忘记屈辱与仇恨，忘记心中所有难言的负荷，让生命好好地享受一次从未有过的轻松与自在吧。忘记，你会得到恬静与从容；忘记，你会显得乐观与豪爽；忘记，你会赢得尊敬与信赖；忘记，你会拥有完美的人生。

第五节　停止抱怨，懂得感恩

不要抱怨不公平。当社会上处处都充满不公平的时候，其实也就公平了。抱怨不会改变任何现状，却会让我们的情绪变得更糟。然而，当我们的嘴巴停止抱怨这种表达消极的思想时，我们的心里就会产生快乐的念头。因为心灵就像一座意念工厂，随时都在运作，若是消极的想法缺乏市场，工厂就会改组重建，转而生产快乐的思想。从而让我们的行为也变得积极主动。

拿破仑是穷困的科西嘉贵族，所以，他尽管贫穷，却照样在贵族学校上学。在校期间，他经常被那些家庭富有的贵族子弟嘲笑。他们嘲笑拿破仑的贫穷，并经常在他面前显摆。

面对别人的嘲讽，拿破仑并没有因此而变得自卑，反而坚定了一定要出人头地的决心。于是，到了军队后，当别人把时间都放在无聊的事情上时，他却在埋头读书。当时，他可以不花钱在图书馆里借书读，这让他有了很大的收获。学习的时候，他把自己当成将军，然后把科西嘉岛的地图画出来，用数学的方法精确地在地图上计算出哪些地方应当布置防范。这样，他的数学得到了飞速的进步，同时他也意识到了自己的长处。

他的长处很快被长官发现了。长官派他在操场上执行一些任务，这些任务需要极复杂的计算能力，而这正是他的优势。毫无疑问，他完美地完成了任务。由于出色的表现，属于他的机会也接踵而至。很快，他就有了权势。而那些从前嘲笑过他的人都投靠了他，成为他忠心得力的下属。

世界上没有绝对的公平，我们在一生中总会遇到各种各样的不公，即使今天没有遇到，将来也会遇到。

有的人在遇到不公平的时候，只知道抱怨，却从来没有想过自己是否为改变这种处境努力奋斗过。试想一下，如果拿破仑面对幼年的不公时也只知道抱怨，还会有后来的人生辉煌吗?

要想得到理想中的公平，唯一的办法就是：用自己的进取去创造公平。

不断进取是不满足现状、积极向上的行为表现。进取心是一种向上的力量，它是每一种生物体所具有的本能，存在于每个人的体内，推动每一个人不断完善自我，勇敢追求。世界顶尖潜能大师安东尼·罗宾说过："并非大多数人命里注定不能成为爱因斯坦式的人物，任何一个平凡的人，只要发挥出足够的潜能，都可以成就一番惊天动地的伟业。"爱因斯坦成功的秘诀，并不在于他的大脑内部比起其他人有多么与众不同，用他自己的一句话总结就是："在于超越平常人的进取精神以及为科学事业忘我牺牲的精神。"

大多数成功者，往往是那些无论身处怎样艰苦、不公平的环境中，都拥有强烈进取心的人。他们凭借奋进拼搏的精神，最大限度地开发了自己的潜能，将工作做得比其他人更加出色。

曾有人想了解比尔·盖茨是如何获得成功的。比尔·盖茨的回答是："工作勤奋，我对自己要求很苛刻。"实际上，他每天都废寝忘食地工作。他每天上午大约9点钟来到办公室，之后就一直待到深夜，除了吃饭时休息一小会儿外，始终处于工作状态。

所以，不公平是客观存在的，而努力才是最重要的。因为不公平而抱怨的人，只会让自己的情绪越来越负面。而那些能够在不公平中迎难而上的人，则会创造一个美好的未来。

我们不要停留在某个时间段无休止地抱怨，而应朝着自己的人生目标努力前进，当有了这种动力，一切的不公平只是你生活中的一些小插曲，换种角度，它们极有可能成为你回味的一道道风景线。

感恩是一种对恩惠心存感激的表示，是每一位不忘他人恩情的人萦绕心间的情感，是一种生活态度。要知道，我们生活在这个五彩缤纷的世界上，许多事物都对我们有着一定的恩情。

艾卡特曾说："如果在你的生命中唯一的祷词就是'谢谢'，那就足够了。"感恩就意味着感激，意味着历数你所有的幸福，意味着留意你简单的快乐，也意味着答谢你接受的一切。它使人们更加健康，它还能减少人们的压力，对提高人们的生活质量有很大帮助。

得克萨斯州的两位心理学家做了关于感恩对于健康的作用的实验，并由此写了一篇论文。在实验中，科学家把数百人分成三个不同的组并要求所有参加实验的人每天写日记。

第一组人的日记记录的是每天发生的事情，并没有特别要求是写好事还是坏事；第二组人被要求记录下不愉快的经历；第三组人被要求在日记中列出一天中所有让他们觉得值得感恩的事情。

研究结果表明，每天的感恩练习使人们更加警觉、更加热情、更加果断、更加乐观和精神。另外，第三组的人们很少能感到沮丧和压力，他们更愿意帮助他人，并且在对人生目标的追求上取得了更大进步。

艾莫斯博士从事感恩方面的研究近十年，被普遍认为是该领域的权威。他写了一本书，名叫《多谢！感恩新科学如何使你更快乐》。这本书中的信息源自于一个研究，这个研究有数千人参加，其中包括世界各地的研究人员。

研究成果之一是证明感恩可以提升人们25%的幸福感。如果整天发生的都是不好的事情，人的幸福感会直线下降，但是之后它还会回到人们预先设定的点上。如果有积极的事情发生，人的幸福感则会上升，然后会再次回到你的“幸福预设点”上。感恩训练可以提高“幸福预设点”，这样，无论外界环境怎样，人们都可以保持一个较高的幸福感知度。

另外，艾莫斯博士的研究还发现，经常心怀感恩的人，比起不懂得感恩的人具有更高的创造能力、更快的恢复能力、更强壮的免疫系统和更广泛的社会关系。艾莫斯博士进一步指出：“说我们心怀感恩并不一定是说我们生活中的每件事都很好。它只是表明我们意识到我们的幸福。”

在一个闹饥荒的城市，一个家境殷实且心地善良的面包师把城里最穷的几十个孩子聚集到一起，然后拿出一个盛有面包的篮子，对他们说：“这个篮子里的面包你们一人一个。在上帝带来好光景以前，你们每天都可以来拿一个面包。”

瞬间，这些饥饿的孩子们一窝蜂地拥了上来，他们围着篮子推来挤去大声叫嚷着，谁都想拿到最大的面包。当他们每人都拿到面包后，竟没有一个人向这位好心的面包师说声谢谢，除了一个叫依娃的小女孩。

她既没有同大家一起吵闹，也没有与其他人争抢。她只是谦让地站在一边，等别的孩子都拿到以后，才把剩在篮子里的最小的一个面包拿起来。这时，她并没有急于离去，而是向面包师表示了感谢，并亲吻了面包师的手之后才向家走去。

第二天，面包师又把盛面包的篮子放到孩子们面前。其他孩子依旧如昨日一样疯抢着，羞怯、可怜的依娃只得到一个比昨天还小一半的面包。当她回家以后，妈妈切开面包，许多崭新、发亮的银币掉了出来。

妈妈惊奇地叫道："快把钱送回去，一定是面包师揉面的时候不小心揉进去的。"当依娃把妈妈的话告诉面包师的时候，面包师慈爱地说："不，我的孩子，这没有错。是我把银币放进小面包里的，我要奖励你。愿你永远保持一颗感恩的心。回家去吧，告诉妈妈这些钱是你的了。"她激动地跑回了家，告诉妈妈这个令人兴奋的消息，这是她的感恩之心得到的回报。

感恩是一种处世哲学，是生活中的大智慧。人生在世，不可能一帆风顺，种种失败、无奈都需要我们勇敢地面对、豁达地处理。这时，是一味地埋怨生活，从此变得消沉、委靡不振，还是对生活满怀感恩，跌倒了再爬起来？

英国作家萨克雷说："生活就是一面镜子，你笑，它也笑；你哭，它也哭。"学会感恩，我们会拥有比别人更多的快乐。不但生活幸福感会上升，即使面对挫折失败，也能从中汲取前进的力量。感恩生活，将会得到生活赐予的灿烂的阳光；不感恩生活，只是一味地怨天尤人，最终可能一无所有。所以，我们要学会感恩，乐观地对待生活。

第六节　让工作成为快乐的源泉

兴趣是人们做事的动力所在。没有兴趣就缺少热情，就无法全身心地投入到工作中来。最终，你的工作只会成为你厌倦和痛恨的对象。

反之，如果你喜欢自己的工作，那么哪怕工作时间再长，你都不觉得是在工作，相反像是在做游戏。所以，让工作成为你快乐的源泉，就要做你喜欢的工作，工作才变得有趣。

“支持我前行的动力只有一个，那就是我对自己所做的事无比钟爱。你必须找到你的所爱，无论对于工作还是爱情皆如此。工作将占据你生活的一大部分，只有坚信你正在从事着伟大的事业，才能真正感到满足；而只有你去爱你的工作，才会成就一番伟业；如果你现在还没有找到，继续寻找，不要气馁。因为你在全心全意地寻找，所以当它真正出现时，你一定会发现它的存在。就像任何深厚的情谊一样，日久而弥坚。继续寻找直至成功，不要停下你的脚步！”

这是乔布斯在2005年对斯坦福大学毕业生讲的一段话。他告诉我们，你的爱好就是你的方向，你的兴趣就是你的资本。只有把自己放在最感兴趣、最擅长的事情上，我们才能真正感到满足，才不会感觉到厌倦。

事实上，做自己喜欢的事情，也是人生成功的关键。因为只有喜欢，才愿意投入，才能够长久地坚持下去。

哈佛大学曾对1500名学生做过一项调查：这些学生被询问他们选择自己的专业是出于爱好还是为了赚钱，结果，1255名学生回答是为了赚钱，245名学生表示是出于爱好。这项跟踪调查进行了10年，目的是了解为了金钱和因为爱好而努力奋斗的两种人，最后有多少人能够成为富翁。

10年后，跟踪调查显示，在那些因为爱好而奋斗的245名学生中，有100人成为了富翁。而在另外的1255名为了金钱而工作的人中，只有1人成为了富翁。

这个数据证明了一个事实：做你喜欢的事不但是一种人生的追求，也是获得成功的一个重要前提。

为爱好而奋斗之所以更容易成功，是因为当你不把工作看成是一种谋生手段，而是一种乐趣时，你不但不会厌倦，甚至会为它痴迷。要知道，每个人都会对他感兴趣的事物给予优先注意和积极的探索，并表现出心驰神往。爱迪生每天十几个小时泡在实验室，这在很多人看来是非常枯燥的事情，但爱迪生却说："我工作过吗？我从来就没工作过，我只是做我自己喜欢的事情。"

当然，做自己喜欢的事情要建立在自己擅长的基础上。如果不了解自己的特长和天赋，一味地去做自己喜欢却不擅长的事情，结果就可能会适得其反。人在年轻的时候最容易犯这种错误。他们一旦对某个事物感兴趣，就拼命地在这方面下苦功夫，结果因为天赋不在这上面，最终一事无成。这种人被自己的兴趣和热情所蒙蔽，等到日后醒悟过来时，已经悔之晚矣。

迫于生存的压力，很多人不得不接受自己不喜欢的一些工作岗位，这是人生的无奈。但不要灰心，也不要气馁。只要你愿意，你仍然可以利用业余的时间在自己喜欢的事情上做出成绩来。

喜欢就不会厌倦，能够去做喜欢而又擅长的事情，则是人生的一大幸运。所以，我们在年轻的时候，就应该明白自己想要什么，能做什么。只是随波逐流，没有自己的目标和方向是非常可怕的，它会毁掉我们的人生。

工作就是工作，它永远不可能像休闲度假一样充满了新奇和喜悦。但是，我们却可以通过改变自己的想法，在工作中寻找并创造乐趣。

帕特里克·费希尔年轻的时候是一个看管旋钉子机器的工人，天天在钉子堆里打滚，每天从早上进入工厂到下午离开工厂，所接触到的都是钉子。

单调、枯燥而又重复的工作让费希尔感到疲倦，慢慢地他开始满腹牢骚、怨言不断。他的抱怨传染给了身边的一位同事，这位同事也跟着抱怨起来。费希尔听到同事的抱怨后反而有了想法：为什么不把工作改成有趣的游戏呢?

他对同事说："我们来一场比赛，你负责做旋钉机上磨钉子的工作，把钉子外面一层粗糙磨光，我负责做旋钉子的工作，谁做得快谁就赢了。"他的提议立即得到同事的响应，于是他们开始竞争，结果工作效率竟提高一倍，大受老板夸奖，不久后他们便升职了。

后来，费希尔成为了休斯敦机器制造厂的厂长。

在一个岗位干久了，人们就会对同样的工作内容和同样的工作环境失去兴趣，开始感觉到疲倦。这时候，人们就会失去工作激情，没有成就感，并且表现出抱怨多、情绪低落。

要想克服这种厌倦情绪，可以像费希尔一样让工作变得有趣起来。一位从事了20多年校对工作的老编辑，就是用这种方法克服了厌倦情绪。他说："不可否认，校对工作十分单调，必须具有耐心才能胜任。起初我也感到百般无聊，根本提不起劲，直到我发现错字时，才改变了工作态度。"原来，他鼓励自己从订正错误中找寻乐趣，文章的错字越少，越能激起他的兴趣。最后，连一般人最容易疏忽的错字、别字他也能发现。

在美国西雅图有一个帕克鱼铺，那里的员工把工作变成了一件充满快乐和激情的事。进入这个鱼市场的时候，你会发现鱼在空中飞来飞去，每个人都像快乐的大孩子一样。而且顾客也可以和员工一同玩耍，员工会主动关心那些看上去不快乐的顾客，开玩笑、变戏法、鼓励他们自己动手，带他们参与到游戏中。用玩的方法来工作，不但激起了员工的活力，使单调的工作变得开心，而且也使帕克鱼铺卖出了更多的鱼，创造出了令人惊异的工作成绩。

其实，工作还是那些工作，真正发生了改变的是人们对待工作的心态。所以，从这个意义上来说，真正让我们感到疲倦的不是工作，而是我们的心态出现了问题。

成功学大师卡耐基说：“改变想法就能改变结果。正确的思想会使任何工作都不再那么讨厌，使自己从工作中获得加倍的快乐。”

因此，要想让工作变得有趣，首先就要选择自己的态度。你正在工作的内容是不是你喜欢的有时候并不是那么重要，重要的是你选择了什么样的态度。同样是来上班，我们可以无精打采地度过沉闷的一天，也可以充满激情和活力地度过一天。既然如此，我们为什么不选择后者？做到这一点并不难，只需要在心态上自我改变一下就可以了。

有不少人抱怨自己的工作枯燥、卑微，轻视自己所从事的工作，无法投入全部身心。他们在工作中敷衍塞责、得过且过，将大部分心思用在如何摆脱现在的工作环境上。其实，这些人之所以不能享受到工作的乐趣，原因就在于他们没有正确看待自己的工作。

第七节　做人要静心，做事要专注

浮躁是因为内心的失衡和焦灼使得自己无法专注于实际的、内在的内容，进而使得外在的浅层思维占据了自己思维的制高点，然后又在导致新的失衡的过程中形成一个恶性循环。

智慧在宁静中产生。所以，你的身体尽可以在世界上奔波，你的心情尽可以在红尘中起伏，但是你的精神中一定要有一个宁静的核心。有了这个核心，你就能够专注，能够坚持。这是所有伟大成就的起点。

"夫君子之行，静以修身，俭以养德，非淡泊无以明志，非宁静无以致远。夫学须静也，才须学也，非学无以广才，非志无以成学。淫慢则不能励精，险躁则不能冶性。年与时驰，意与日去，遂成枯落，多不接世，悲守穷庐，将复何及！"

这段话出自诸葛亮54岁时写给他8岁儿子诸葛瞻的《诫子书》。大体意思是说，一个人如果不清心寡欲就不能使自己的志向明确坚定，不安定清静就不能长期刻苦努力以实现远大理想。要获得真知就必须使身心在宁静中研究探讨……纵欲放荡、消极怠慢就不能勉励心志使精神振作；冒险草率、急躁不安就不能陶冶性情使节操高尚……

虽然已经过去了一千多年，但毫无疑问，这段话在当今社会仍有现实意义。

在市场经济的今天，人们越来越物质，越来越功利。一切向"钱"看的社会文化，把许多人心中的绿洲都摧残殆尽，只剩下了荒漠、沙丘和浮躁。人们总是处在内设的喧嚣中，结果生活环境改变了，生活质量降低了，生活节奏加快了，麻烦也增多了。浮躁使人失去了原始的根。

心里有了浮躁，就无法静心思考，看待问题、思考问题也就没有了深度，人就会常常做出错误的决策和选择。只有宁静下来，做到心有静气，才能控制浮躁的情绪，少出差错。实际上，每临大事有静气，时刻保持清醒和理智，是一种化境的功夫，是境界的极致所在。

做人要静心，一靠"修"，二靠"炼"，三靠"养"。所谓"修"，就是要淡泊名利，心有定力，不被进退滋扰，不被宠辱俘虏。所谓"炼"，就是要磨炼意志，志存高远，不为一点成绩而骄傲，也不为一时挫折而沮丧。所谓"养"，就是要静下心来学习，让自己视野开阔，头脑清醒，每临大事，从容不迫。

当能够静心之后，还要练习“专注做一件事”的能力。“静心”是为了达到思考的深度，而“专注”则是要把一件事情做成功。学习并精通一项技能，往往需要5~10年的时间。如果只有思考的深度而没有专注的力度，人们就很容易半途而废，做事无疾而终。

所谓做事要专注，就要一次只专心做一件事，不让思维转到别的事情、别的需要或别的想法上去。专心于你决定去做的那个重要项目，放弃其他所有的事。把你要做的事想象成是一大排抽屉中的一个小抽屉，你的工作就是一次只拉开一个抽屉，完成这个抽屉内的工作然后推回去。要将精力集中于你已经打开的那个抽屉，而不要总想着所有的抽屉。

在每一段时间里把一件事情做好就是成功。如果心中太乱，既想抓这个，又想抓那个，到时候可能什么也抓不到。人的精神力量是巨大的，如果缺乏静心和专注的能力，产生浮躁的心理和情绪就会是一种必然。

第八节　用自嘲化解愤怒

日常生活中，每个人都会遇到令人难堪的玩笑，或者令人尴尬的处境。如果不知道怎样调节情绪，不懂得沉着应对，就会陷入窘迫的境地。这时候，如果你能够采取适当“自嘲”的方法，不但能让自己脱离尴尬，还能够让别人更清楚地认识你，更愿意接受你。

德国著名的霍夫曼将军有一次到慕尼黑去视察军队，慕尼黑的军官俱乐部当晚举行宴会，欢迎他的到来。在大家举杯喝完酒后，一个中士服务员来给将军斟酒。由于紧张和激动，中士居然一下子把酒洒到了将军的秃头上去了。

当时，在场的军官和士兵都十分紧张，不知道将军会如何惩罚那个可怜的中士。中士吓得脸都白了，脸上不自觉地流下了一道道汗水。这时，只见霍夫曼将军拿出口袋里的手帕，擦了擦脑袋，笑着说："小伙子，我这脑袋已经秃了二十年了，你这个方法我也用过的，谢谢你。可还是得告诉你，根本不管用！"

就在大家一阵哄笑声中，那个中士也终于恢复了平静，他感激地向将军敬了个礼，流着眼泪退了下去。这时，大厅里响起了一片热烈的掌声。

不得不说，在令人难堪的事情已经发生后，霍夫曼将军的处理方式极为漂亮。毕竟在当时的情况下，他无论发脾气还是不发脾气，都不是最佳的处理方式。发脾气，会表现出他的修养不够，而且会破坏良好的宴会氛围。而要是不发脾气，把怒火压抑下来，他又会觉得自尊受到了侵犯。但是，通过这种自嘲的方式，他不但保护了自己的自尊，还体现出了自己的豁达大度。

由此可见，适度的自嘲，不但能够平衡自己的情绪，使自己摆脱内心可能出现的怒火和不平衡，还能够制造宽松和谐的交际氛围，使自己活得轻松洒脱，使人感受到你的可爱和人情味。当然，最关键的还是，它能够有效地维护你的面子，使你建立起新的心理平衡。

一般来说，自卑感越强烈的人，在遇到尴尬的处境时，心理就越容易失衡，也就越容易愤怒。但是，也有一些人，他们在有了自卑感的同时，也会产生出一种不断弥补自己弱点的本领，那就是自嘲。通过自嘲，他们能够轻松化解尴尬，让自己的情绪始终处于平衡状态，不轻易爆发怒火。

有人认为，幽默是一种只有聪明人才能驾驭的语言艺术，而自嘲则是幽默中的最高境界。如此看来，能自嘲的人必定是智者中的智者、高手中的高手。

事实上，敢于自嘲的人都是自信心非常强的人，缺乏自信者是不会自嘲的，因为它要你自己骂自己，也就是拿自己的失误、不足，甚至生理缺陷来自我“开涮”。一个人如果没有豁达、乐观、超脱、调侃的心态和胸怀，是根本无法做到的。

当然，自嘲并不是自轻自贱。要想掌握并运用好它，首先，我们要自谦，还要有自信心。只有谦虚并且自信的人才能经受住别人的嘲弄以及自己对自己的“打击”。其次，我们要掌握一定的分寸，力求个性化、形象化，这样才能使自己说的话有趣，才能化解尴尬。具备了以上条件，我们才能够通过自嘲缓解情绪，转化矛盾，保持心理状态的平衡。

人际交往中，在人前蒙羞，处境尴尬时，用自嘲来对付窘境，不仅能很容易找到台阶，而且会产生很多意想不到的幽默效果。

一个掌握了“自嘲”这种方法的人，就等于掌握了制造愉快和摆脱困境的能力。因此，在你的生活中，面对别人的冷嘲热讽，不妨试试使用“自嘲”这个方法，也许会收到意想不到的效果。

第九节　换个角度看世界

在某种意义上，换位思考就是设身处地地为他人着想，从对方的立场来看事情，以对方的心境来思考问题。换个角度看世界，因为换位思考争议就会变少。

从更深的层面考虑，换位思考的实质应该是安顿自己。也就是通过体验对方的角色，来矫正和完善自己的角色。换句话说，就是通过对照内在的自己，来发现外在自己的不足，然后加以改进。就像平时照镜子一样，主角永远是你自己。

有这样一则寓言故事：

猪、绵羊和乳牛被关在同一个畜栏里。一天，猪被主人捆了起来，于是吓得“嗷嗷”大叫，拼命挣扎。这时，绵羊和乳牛对猪的表现嗤之以鼻，一起嘲笑它说：“我们经常被主人捉住，但谁也没有像你这样害怕，真是胆小！”

猪回答：“这完全是两回事。主人捉你们，只是要你们身上的羊毛和牛乳，但捉住我，却是要我的性命啊！”

如果不能换位思考，我们就很难去理解别人的一些行为。就像寓言中的绵羊和乳牛，它们之所以嘲笑猪，就是因为没能站在猪的角度，设身处地地从猪的立场去思考问题。

现实生活中也是如此。因为环境和角色的不同，每个人对同一件事情的看法也可能会不同，但那不代表别人的观点是错误的。如果能够换位思考一下，我们会发现别人的观点也是有道理的，甚至会认可他们的观点。

换位思考是消除抱怨情绪的最佳手段。当我们抱怨家人不能理解自己，领导不能设身处地地为自己着想的时候，当我们抱怨那些看起来不合理的事情时，我们实际上是在习惯性地从外面找原因，而不是从自身找原因。这也许与我们自我保护的天性有关，但可以肯定的是，这种做法只会加强我们的抱怨情绪，而对解决问题却没有任何帮助。

但是，如果能够换位思考，情况就会大为改观。比如在职场上，部门与部门之间、个人与集体之间、同时与同事之间，由于利益的冲突或组织协调等多方面的因素，难免会出现矛盾与分歧。这时候，只要懂得换位思考，多从其他同事的工作角度出发，多站在对方的立场上考虑问题，我们就能客观地理解他人的行为，从而消除抱怨情绪。

生活中也是如此。现实生活中，各执己见往往是人与人之间矛盾冲突的重要原因，而在产生矛盾后，如总是各持自己的观点，互不相让的话，就会造成双方关系的破裂，人际关系的恶化。但是，如果能够换位思考，这一切就能够迎刃而解——只要你能客观认识到这个世界上每个人都是不一样的，即使最相爱的两个人对同一件事情也不可能完全意见一致，那么你就会接受别人一些看似不可理喻的行为和观点。即便这些行为触犯了你的利益，你也能想到："如果换了自己在那个位置上，是不是也会那么做?"

其实，学会换位思考并不难。无非是在矛盾和分歧出现的时候，多想想对方的立场，多想想对方的利益。一般来说，只要不涉及原则性问题，我们都能理解对方的举动。

在岁月长河中，多来点换位思考，办起事来争议就会变少，效率就会高；人生舞台上，多点换位思考，就会增加彼此间的理解与宽容。换位思考让我们的情绪不再抱怨，让我们的生活充满和谐，生活中何不多来点换位思考?

就像我们认为老婆总是别人的好一样，我们也总是习惯性地认为工作总是别人的好——别人的工作更轻松、更自由、更体面、更实用。一旦有了这样的心态，我们就会对目前所从事的工作感到厌倦。

英国有人做过一项实验：让一名测试者挑拣重量介于 50 ~ 850 克的黑色小盒子，并把整个过程录下来，然后让另外的 12 名志愿者看录像，同时也挑拣盒子。结果发现，这 12 名志愿者拿起的盒子，要比第一位测试者拿起的都要轻，平均轻了 61 克。

分析认为，之所以出现这一结果，是大多数人都先入为主地做出了"别人拿起来的东西看起来很轻"的判断。

其实，这种心理现象，在职场上表现得最为明显。比如，当我们看到自由职业者不用坐办公室也能有不菲的收入时，就会羡慕他们不用朝九晚五工作的生活状态。殊不知，不用坐班同时也意味着你没有享受下班一身轻的权利。看看最近媒体上报道的一些网店店主，他们不用每天朝九晚五地坐班，可是有的人不是因为每天都要工作近20个小时而劳累致死吗？

当你羡慕别人的工作时，必然会对自己所从事的工作感到厌倦。可是你想不到，那个你所羡慕的对象，也可能正在羡慕你的工作。

很多人都羡慕公务员，认为这是一份不用担心失业的工作，而且，工作压力小，社会地位高，到什么时候都饿不死、累不着。可是，身在其中的公务员却另有一番感受：做的是琐事，操的是杂心，工作内容程式化，工作环境压抑缺少活力，说话办事都要小心谨慎。

羡慕教师职业的人认为，做教师有寒暑假，并且仍然在跟学生打交道，是一份单纯而又美好的职业。而身在其中的一位大学教师却说："如果你是一名大学教师，讲课之外还要搞科研，完不成科研量，年终考核就不及格，30%的津贴就没有了。而如果课讲不好，学生打分低，职称就泡汤了。寒暑假？还是用来搞科研吧！"

当我们习惯于从一个角度来看问题的时候，看什么事情都会有一个固定的思维模式。而在日常生活和工作中，大多数事情都是一成不变的，我们每天接触它，每天用同样的思维模式看着同样的东西，时间久了，难免会失去兴趣，产生厌倦情绪也就是自然而然的事情了。但如果我们能够换一种思维模式，换一个全新的角度来重新审视这些熟悉的事物，重新发现它们的优点和可取之处，我们就会克服厌倦情绪，重新燃起对它们的兴趣。

事物在一个人心中的好坏，不在于事物本身，而在于人的心态。以我观物，物皆着我之色彩；以物观我，我皆着物之色彩。所以，当我们出现厌倦情绪时，不妨换个角度看问题。

任何事情都有正反两方面，所有的事情都没有一把统一的标尺来衡量它的对与错、好与坏。一件事从不同角度去看，就会看到不同的风景，会有不同的感受。

第十节　找到你的“宁静空间”

每个人的心里都有一个“宁静空间”，进入这个空间，他就会变得无比放松。所以，在紧张的时候转移一下注意力，进入到属于自己的“宁静空间”，会让你的情绪在不知不觉中松弛下来。

著名男高音歌唱家帕瓦罗蒂一生的演出不计其数。但是，他每次上台的时候，都无法完全克服自己紧张的情绪。于是，他就有了暴饮暴食的习惯。每次上台前，他都要胡吃海喝一顿，方能缓解紧张的情绪，这也是他体型巨大的原因。

后来，医生给帕瓦罗蒂下了最后通牒，提醒他再这样吃下去将会有生命危险，帕瓦罗蒂这才放弃了用暴饮暴食缓解紧张情绪的方法，转而依赖一枚钉子。

因为在帕瓦罗蒂的家乡流传着生了锈的弯钉子会给人带来好运的说法，所以帕瓦罗蒂不管在世界上哪一座歌剧院演出，开演前总是在后台昏暗的灯光下，弯曲着肥硕的身躯认真地寻找着一颗弯头的钉子。如果演出前没能在后台找到一枚弯钉子，那么即便这场演出的报酬再高，他也会毫不犹豫地取消。

一枚弯曲的钉子就是帕瓦罗蒂的“宁静空间”。通过寻找钉子，他可以让自己完全放松下来。据说，被日本人称为“棋圣”的赵治勋也有一个属于自己的“宁静空间”，那就是在激烈的对弈中撕废纸和折火柴棍。每次比赛结束后，他的座位旁边往往满是折断的火柴棍和撕成长条的废纸。赵治勋通过这种方式缓解了自己的紧张情绪。

在某种意义上，进入自己的“宁静空间”，也就是把注意力从让你紧张的事情上转移到可以让你放松的事情上。所以，这其中的关键，就是如何进行注意力转移。

在进行注意力转移的时候，我们要将注意力指向外界，而不要对自己的内心感受太敏感，否则，紧张的情绪就很难缓解。比如，患有社交恐惧症的人，在人际交往时会对自己出现的紧张、心跳、脸红、出汗等反应特别敏感，一到社交场合就拼命控制自己，生怕别人看到自己的窘态，结果把自己原本要谈的内容忘得一干二净。其实，如果把注意力外移到要跟对方谈论的话题、对方的反应或者周围的环境等上面，情况就会好很多。

注意力的焦点直接影响到人们的情绪。举例来说，你在台上演讲，如果你的注意力放到了台下听众的反应上，那么你的焦点就集中在他们的一举一动的反馈上，而且会直接联系到自己的举动，这就会让你不自然，并产生紧张情绪。

事实上，当你的目光总是盯着那些挑剔的眼神、那些严肃的面孔、那些不苟言笑的人时，你的情绪只会越来越紧张，而绝不会得到放松。所以，那些有经验的人在演讲过程中会尽量看那些友善的面孔、亲和力比较强的面孔或者认真点头微笑的面孔。

如果一对一交流无法转移自己的目光，我们还可以试着将注意力转移到成功的画面上。也就是只想成功的景象，而不去注意自己的紧张表现。如果你总是去想自己已经脸红了，你的脸只会更红；如果你总是想自己不会冒汗，那你的额头上可能已经渗出汗水了。所以，不要去想这些紧张的表现，而要去想自己表现自如时的态势、感觉。你把自己想象得越成功，你的情绪就会越放松。

无论多有成就、多杰出的人，都不能完全摆脱紧张的情绪。不过，只要像他们一样，找到合适的排遣和放松方式，你就可以轻松地克服紧张情绪，取得完美的胜利。

从容不迫是一种境界。越是紧张的时候越要放松，这不仅是一种勇气，更是一种气质、一种技巧。当你在关键时刻仍能放松、从容不迫的时候，你实际上已经拥有了大将的气度。

乔丹的心理素质是极其出色的。无论多么紧张的比赛，他在赛前总是表现得极为放松。在运动员的休息室里，人们最常见的一个画面就是他头戴耳机，惬意地躺在长椅上听音乐，或者纹丝不动地坐在那里，平静内心的起伏，争取把精神状态高度集中。

在比赛期间，乔丹也总是显得十分冷静。他知道，只有冷静才能最大限度地观察情况，发挥水平。他也知道，最大的爆发力来自最深沉的冷静。正是这种越在关键时刻越放松的状态，让乔丹成为了篮球场上的“天皇巨星”。

在关键时刻学会放松，不光是乔丹这种时刻都在比赛场上的人需要这种过硬的心理素质，当前社会的大多数人在某种程度上也都需要。随着社会的进步，高科技突飞猛进的发展，人们的生活节奏日益加快，社会竞争越来越激烈。优胜劣汰的竞争法则，让人们在面对不断变化的事物时常常出现不知所措的紧张心理。这是社会文明的产物，但又是适应社会和环境必须克服的心理状态。

要做到在关键时刻也能放松并不容易，但它值得我们去学习，因为它可以让你的生活发生革命性的变化。

研究发现，放松并不是先从思想或神经开始，而是先从放松肌肉开始。而要想放松肌肉，就应该先从眼睛开始。试着把头往后靠，然后默不作声地对你的眼睛说："放松，放松，不要紧张，不要皱眉头，放松，放松。"如此慢慢地重复念一分钟，你会发现，眼睛的肌肉开始服从你的命令了，而那些紧张的情绪，也在不知不觉中被一只无形的手挪开了。

这看起来不可思议，令人难以置信，但事实就是，在这一分钟里，你已经掌握了放松情绪的全部关键和秘诀。你可以试着用同样的办法放松你的脸部肌肉、你的头部、你的肩膀乃至你的整个身体。当然，你全身最重要的器官还是你的眼睛。

芝加哥大学的艾德蒙·杰可布森博士曾说，如果你能完全放松你的眼部肌肉，你就可以忘记你所有的烦恼了。眼睛之所以如此重要，是因为它消耗了全身散发出来的能量的1/4。这也就是为什么很多眼力很好的人，却感到眼部紧张，因为他们自己使眼部感到紧张。

当然，要想让自己随时处于放松的状态，让放松成为一种习惯，你还需要更多的技巧。

一方面，在工作时你要采取舒服的姿势。错误的坐姿或站姿会让身体变得紧张，而身体的紧张又会导致身体的疼痛和精神上的疲劳。所以，无论是站着还是坐着，你都要采取能够让自己感到舒服的姿势。

另一方面，每天都要反省一下，问问自己有没有用一些和工作毫无关系的肌肉？这有助于你养成放松的好习惯，因为疲倦有2/3是习惯性的。

生活节奏过快，让我们的大脑神经常被绷得紧紧的，不敢有半点松懈，生怕自己一松懈就会被别人超过。但无谓的精神过度紧张不仅于事无补，反而更容易使人在紧张中做出错误的决定。所以，我们要学会放松，并让放松成为一种习惯。

第四章

悦心行动，心情好才是真的好

心情好了看什么都顺眼，做什么事都顺心。如果每天都能保持一份好心情，那么，我们每天都是快乐和充实的，我们的心态就是健康的。调节心情是每个人管理和改变自己情绪的过程。在这个过程中，通过一定的方法，坏心情变成好心情。

第一节　向朋友倾诉，让心灵轻松

心情不好时，请不要把自己封闭起来，找身边的朋友倾诉，这是一种寻求帮助的方式，也是帮你走出情绪困境的方法。

朋友是用来做什么的？有人说，朋友是用来调侃的；有人说，朋友是用来麻烦的；也有人说，朋友是用来取笑的。而我觉得，这些描述都不够确切，准确地说，朋友是用来“倒垃圾”的，我就有这么一个倾倒对象——钟兰。

钟兰比我大几岁，为人处世比我成熟、稳重，用她的话说，她吃过的盐比我吃的饭都多，她走过的桥比我走过的路都多。虽然我对她的这种说法嗤之以鼻，颇为不满，但是遇到事的时候，她还真像个救世主，是我第一时间投奔的对象。

在众多朋友中，我之所以选择钟兰作为倾听者，是因为她是个热心肠，阅历又丰富，总能给我提出很多宝贵的建议和意见，而且她很有耐心，对我很忠诚，绝不会把我的小秘密告诉别人。人生中有这样一个朋友，真是三生有幸，这是我的福分。

如今，在竞争激烈的工作和生活中，烦恼的事还是挺多的，能有一个人愿意做你的倾听者，对调整情绪，释放压力，是非常有帮助的。

目前，大多数人调节情绪是采取抑制、转移等方法，但心理卫生学家认为无限制地抑制自己的情绪，远不如把心里的积怨向朋友诉说来得痛快，这对心态的改观是有所帮助的。事实的确如此，人们都愿意把自己心中的苦闷、悲伤以至愤懑告诉好朋友，而朋友恰恰是解决这些令人头痛问题的能手，不仅会帮助你摆脱不良情绪的困扰，还能帮你卸下精神包袱。

日本的心理学家就曾对5000多名24岁以上女性做过一个调查，其中有半数以上的人乐于将内心的烦恼对好朋友倾诉，所以，这些人的身体较为健康。而另外有1/3的女性，借助烟、酒、安眠药等来排解心中的苦闷，因此，她们都不同程度地患上了月经失调、神经衰弱等方面的生理疾病。

当你把幸福和朋友一起分享时，很多人都会觉得幸福；当你把痛苦向朋友倾诉时，痛苦就会减轻。因此，当你的坏情绪涌上心头时，不妨先做做深呼吸，伸伸懒腰，之后给朋友打一个电话随便聊聊，你的坏心情也会在不知不觉中被化解。

有一种观点认为，女性的平均寿命之所以高于男性，与女人爱唠叨是分不开的。

女性喜欢用倾诉释放情绪，她们常常唠叨自己的喜怒哀乐、爱恨情仇、家长里短。从这一点来看，女人较之男人确实更善于把不良的情绪通过话语宣泄出去，这是清除体内毒素的良好方法之一。而相比之下，大多数男人有了烦恼只会闷在心里，不善于倾诉，压抑自己，或者是借酒浇愁愁更愁，更加伤害自己的身体。

其实，男性有了苦闷，也要学会向人倾诉，这是调节身心健康的一种良好方法。如果心理压力太大又不与人交流，长期郁积在心，很容易患上抑郁症，并导致身体上的食欲不振、睡眠不好等诸多毛病。

为什么当人们向他人倾诉时内心会感到非常愉悦？答案当然不是因为你把自己的痛苦分摊给了别人，而是因为你在倾诉的时候，会放下许多平常不能放下的东西，这样不但能够释放自己封闭的内心，而且更容易找到自己的问题及困惑的原因，同时还可以得到朋友良好的建议。

当然，对于男人来说，倾诉还是需要一点勇气的。我们知道女人最擅于倾诉，也最容易被接受倾诉。但身为男人，具有征服性的雄性特征，遇到天大的难事，碍于面子和强者无敌的心态，并不愿意向人坦露心声。所以，有人说男人用思考解决问题，女人用倾诉释放情绪，是有一定道理的。

找人倾诉的时候还应该选择好对象。不是任何人都可以作为你倾诉的对象，也不是任何场合都适合进行倾诉。在适当的场合向适当的人倾诉，才会达到倾诉的效果和目的。如果倾听者也有同样的困扰，不但提供不了积极的解决方法，而且还会使双方的负面情绪互相影响，事情就会向着消极的方向发展。所以，如果想找人倾诉，最好选择积极乐观的家人、朋友，这样对方才会认真倾听并给你提供好的建议，使你尽快地从苦闷中走出来。

值得提醒的是，更擅长、更喜欢倾诉的女性很容易会陷入“倾诉饥渴症”中。虽然适当的倾诉有助于保持心态健康，但是一些女性经常会在越说越想说的恶性循环中被一种莫名其妙的“饥饿”淹没，像喝了使人爱说话的酒。于是，对倾诉的依赖让她们失去了基本的自我情绪调节能力。

正常倾诉与倾诉饥渴的最大区别在于，正常倾诉的女性在倾诉后会有相当放松的感觉，并能够立刻将精力集中于其他事情。而“倾诉饥渴”的女性只能在倾诉当中获得快感，因此她们必须不断倾诉，哪怕对同一件事重复一百遍依然意犹未尽。

事实上，心理学研究也发现，过度的倾诉并不利于消除忧伤的情绪。

美国心理学博士马克·西里及其同事随机抽取了2000名经历“9·11”灾难的美国人，其中一部分亲历者选择对自己的感受和想法避而不谈，另一部分则经常向别人诉说自己的经历。两年后的跟踪调查发现，经常倾诉的人心理创伤的恢复程度反而没有沉默的人好。

倾诉既可以是口若悬河，也可以是寥寥数语；既可信手拈来，也可深思熟虑。只要紧张的心情得到释放，我们的倾诉就是有效果的。

第二节　降压妙法，释放而不是发泄情绪

从身体健康的角度考虑，人们有了不良的情绪，总是需要释放的。只不过释放也要讲求方法，随意地“发泄感情”，不分青红皂白地把自己的情绪发泄到别人身上，只会害人害己；只有适可而止的情绪释放，才既有利于自己的身体健康，又有助于调节自己的心情。

有位农场主雇了个水管工来安装水管。水管工的运气很糟，头一天，先是车子的轮胎爆裂，耽误了一个小时，然后电钻又坏了，最后开来的那辆老爷车竟然趴了窝。收工后，水管工不得不请农场主开车送他回家。

到家后，水管工邀请农场主进去坐坐。在门口，满脸晦气的水管工沉默了一会儿，又伸出双手在门旁的一棵小树上抚摸片刻，然后才打开门，先和两个孩子紧紧拥抱，再给迎上来的妻子一个热情的吻，最后才喜气洋洋地招待新朋友。

农场主离开时，水管工出门送他。按捺不住好奇心，农场主问水管工：“刚才你在门口的动作有什么用意吗？”

水管工爽快地回答："有，这是我的烦恼树。我在外面工作磕磕碰碰总是有的，但家里有老婆孩子，所以不能把烦恼带进门。我就把烦恼挂在树上，让老天爷管着，明天出门再拿走。不过奇怪的是，第二天烦恼大半都不见了。"

不良情绪如果已经产生，就应该通过适当的途径排遣和发泄。"喜怒不形于色"的强行压抑，不但无法化解情绪，反而会给我们的健康带来极大的害处。

现实生活中，人们每天都要面对各种各样的压力。这些压力可能是家庭里的、工作上的，也可能是感情上的、人际关系上的。无论压力的来源是什么，这些压力如果一直得不到正确的释放，就会给人带来沉重的心理负担。而如果心理负担还是得不到排解，最后一旦爆发，就可能给自己和他人带来伤害。

人都具有一定程度的攻击性。有些人在感受到挫折后，会用力地将门打开或关上，或者随手将东西扔出，和人发脾气等，这都是攻击性的表现。那些不懂得合理释放情绪的人，会把这种攻击性表现得极为明显。比如有的人稍有不快就会不分场合、不分对象地乱发脾气。尽管这种人事后可能会自称"脾气直，有口无心"，其对别人的伤害却已经是无法挽回的了。时间一长，就没有人愿意再与这种人共事或者交朋友了。

所以，人在生活中要学会对自己的情绪进行合理的释放。就像上面故事中提到的那个水管工，能够借助"烦恼树"将自己不良的情绪释放，就是一种很好的方式。

其实，合理的情绪释放，不仅可以减轻我们的心理负担，保证身心健康，同时也是我们成功掌控情绪的表现。要知道，人对于消极情绪的承受能力是有一定限度的，就像一个人不能总背着一块沉重的石头走路一样，这样不仅会减缓前进的步伐，甚至有一天这块石头会把你死死地压住，让你喘不过气。所以，那些能够掌控情绪、掌控人生的人，都是懂得轻装上阵、适当发泄自己内心情绪的人。

关于情绪释放的方式有很多，不同的人可能需要不同的方式。就如同有的人只需要坐在那里发呆就能让自己平静下来，而有的人则需要读几段文字、读一本书才能让自己平静下来。所以，找到一种适合自己的情绪释放方法，就显得尤为重要。

第三节　健康地发怒是一种机制

偶尔的愤怒并不是件坏事。但当它失控的时候，就变得很有破坏性。

有的人天生就容易发怒，而有的人却相对温和。无论哪种人，都可以学着控制愤怒。

对愤怒置之不理是一个很危险的选择，有时候你暂时的压抑只是把怒火存进银行而已，随着时间的推移，你最终还是要把它取出来，并且还要支付利息。

正确的做法是找到一种健康发怒的方式，当愤怒来临时将它释放出去。

有一个小男孩常常无缘无故地发脾气。为了改变他这种性格，父亲给了他一大包钉子，让他每发一次脾气就用铁锤在后院的栅栏上钉一颗钉子。

小男孩第一天在栅栏上钉了12颗钉子。他发现，控制自己的脾气要比往栅栏上钉钉子容易得多，于是他渐渐学会了控制自己的愤怒，每天在栅栏上钉的钉子也在慢慢减少。终于有一天，小男孩没有在栅栏上钉下一颗钉子。

他的父亲又建议道："如果你能坚持一整天不发脾气，就从栅栏上拔下一颗钉子。"过了一段时间，小男孩终于把栅栏上所有的钉子都拔掉了。

父亲拉着他的手来到栅栏边说："孩子，你做得很好。但是你看，那些钉子在栅栏上留下了小孔，只要栅栏还在，这些小孔就不会消失。同样的，当你向别人发脾气时，你的言语就像这些钉孔一样，也会在人们的心灵中留下疤痕。你这样做就好比用刀子刺向某人的身体，然后再拔出来。无论你说多少次对不起，那些伤口都会永远存在。"

小男孩从此再也没有乱发脾气了。

看完这个故事的人，大多会以为猛敲钉子是释放愤怒情绪的一种健康方式。其实恰恰相反，四十多年来的相关研究显示，发泄愤怒实际上会增加攻击性。而那些受到别人冒犯后猛敲钉子发泄怒火的人，会变得比没有敲钉子的人更加刻薄。

所以，这个故事的实际意义在于，它不是在告诉我们一种健康的发怒方式，而是在告诉我们当你向别人发脾气时，可能会给别人带来的伤害，以及由此对自己人际关系的影响。

其实，愤怒是一种正常的情绪。耶鲁大学的西格尔·C. 巴塞德教授所做的一项研究表明，有 1/4 的人每天都会产生愤怒情绪，这些愤怒多数来自于工作和上下班的时间中。在这 1/4 的人里，有的人很容易被激怒，一触即发；有的人则并不说出内心的愤怒，而是将其放在心底的角落；有的人则在这里受了气，跑到别处发；还有的人，喜欢转嫁责任，乱发脾气，永远不去正视自己。

显然，愤怒并不可怕，可怕的是不懂得如何健康地愤怒。

健康地发怒是一种机制，既不会让自己受到伤害，也不会伤害别人。虽然说果断快速并富有侵略性地表达愤怒是最健康的释放方式，但这是在不伤及他人的前提下。愤怒都是有目的的，你要确定你的目的究竟是什么，并清楚地表示出来，同时要尊重他人，这样我们就找到了发泄愤怒最正确的方式。

还有另外一条路可走，那就是转移你的愤怒，当你的怒气来到的时候，停止想它，想一些积极的正面的事情，转移自己的注意力，你会发现，只要给愤怒一点儿时间，甚至可能只有几分钟，你的怒气就烟消云散了。

愤怒是不能消除或避免的，但是错误的发怒方式会给自己和他人都带来伤害。所以我们要学会健康的发怒技巧，虽然说起来容易做起来难，但它是一个人高情商的表现，是我们每个人都应该学习的方法。

第四节　找到合适的出气筒

有的人在外人面前表现得和和气气、温文尔雅，但在自己亲近的人面前却很容易发脾气。有的人更是对此振振有词："你是我最亲近的人，我不对你发脾气对谁发？"

其实，这种做法很容易把负面情绪转嫁给身边亲近的人，对他们的身心健康带来损伤。

出气筒是释放情绪的一种，但是我们应该找到合适的出气筒，这样才能够既不伤人，又不伤己。

林肯在担任美国总统的时候，一天，陆军部长斯坦顿来到他的办公室，气呼呼地说一位少将用侮辱的话指责他偏袒一些人。

林肯听后也很生气，就建议斯坦顿写一封内容尖刻的信回敬那家伙。他甚至怂恿斯坦顿："可以狠狠地骂他一顿。"

斯坦顿立刻写了一封措辞严厉的信，然后拿给林肯看。

"妙！太妙了！这样骂他，真是解气！要的就是这个！你写得太绝了。"林肯看后高声叫好。

然而，当斯坦顿把信叠好装进信封的时候，林肯却叫住了他，问道："你想干什么？"

斯坦顿回答："寄出去啊！"

林肯大声说："千万不要这么做。这封信不能发，快把它扔到炉子里去。凡是生气时写的信，我都是这么处理的。这封信写得好，写的时候你已经解了气，现在感觉好多了吧？那么就请你把它烧掉，再写第二封信吧。"

研究表明，善于把自己的感觉或所关注的问题写下来的人，要比那些只思考而不动笔的人健康快乐，而且我们把感觉写出来以后，愤怒的情绪就会有所缓解。

所以，你可以像林肯那样，把所有的不满和怨恨都写在纸上，然后烧掉它，让你的烦恼随着火焰变成灰烬，随风飘去。

据说，美国金融公司经理伍德亨先生能够取得辉煌的成就，就是得益于他年轻时养成的这种情绪释放的习惯。那时，他还是一个公司里的小职员，受到同事们的轻视。一次，他忍无可忍，决定离开这个公司。临行前，他用红墨水把公司里每一个人的缺点都写在纸上，将他们骂得体无完肤。骂完后，他的怒气逐渐消去，决定继续留在公司。

从那次以后，每当心中愤怒的时候，他总是把满腹牢骚都用红墨水写在纸上，立刻感觉轻松不少，好像一个被放了气的皮球一样。这些纸条一直被他隐藏起来，从不拿给别人看。后来，同事们知道他的这种宣泄怒气的方法后，都觉得他极有涵养。上司知道后，也对他青睐有加。

情绪一旦得到释放，会让整个人都轻松起来，也能让你看起来更加和蔼可亲。但是，情绪释放不能用过激的手段，尤其要避免针锋相对的反击，因为这样只会让事情变得更加糟糕。所以，像林肯那样，选择一种适合你的情绪释放方式，找到一个合适的出气筒，就成为一个比较聪明而又明智的选择。

当你的房子起火的时候，首先要做的是灭火，而不是去找放火的人算账。因为当你去算账的时候，你的房子已经烧光了。当你愤怒的时候，并不需要做什么，最重要的是照顾好你自己，在你的心情平复之前，别冲动地做出反应。

第五节　音乐，用旋律安抚心灵

拥有什么样的心情，选择什么样的音乐，选对音乐，心情也会随之好起来，实在不行，放声高歌也是不错的发泄方法。

音乐能够给人带来力量和欢乐，让人陶醉，让人忘却烦恼与忧愁。比如，在闲暇的周末午后，坐在洒满阳光的地板上，品着香茗，让轻音乐溢满房间里的每一个角落，随着美妙的音乐声，来一次心灵的穿越，远离生活的烦恼、工作的压力，让心灵小歇一会。

小刘很喜欢音乐，可惜天生五音不全，没有唱歌的天赋，很少在众人面前献歌一曲，每次去 KTV 唱歌，他多是坐在角落里欣赏别人，羡慕别人有一副好歌喉。直到有一次，他在工作中与领导发生激烈的冲突，一气之下跑出了办公室，却无处可去，就漫无目的地来到一家 KTV，鬼使神差地进去，要了一个包间，足足在里面唱了一个下午，不，应该说是吼了一个下午。说来也奇怪，吼完之后，气就全消了。

第二天上班的时候，见到领导，小刘真诚主动地承认了错误，领导见状后，大惊失色，忙说："没事，没事，快去工作吧。"就这样，小刘和领导剑拔弩张的关系瞬间冰释前嫌了。而这一切都要归功于音乐，是音乐给了他力量，帮他赶走了怒气，恢复了理智，平复了心情。

很多人都喜欢音乐，却不太了解音乐给我们的生活会带来哪些影响，乐圣贝多芬说过："音乐是比一切智慧、一切哲学更高的启示，谁能参透我音乐的意义，便能超脱寻常人无法自拔的苦难。"伊索更是大赞"音乐常使死亡迟延"。

音乐是一种心灵的感受，能荡涤心灵，带走烦恼，带给人们欢乐。科学家们研究发现，音乐还有一种奇怪的作用，那就是它能与我们的身体发生奇妙的反应。医学研究表明，合适的音乐能使人体分泌出一种被称之为"脑啡肽"的物质。在极度的压力或不平常的心理状态下，"脑啡肽"会在身体内产生自然的麻醉效果，使人内心平静，愤怒、焦虑、疼痛感大大降低。加拿大麦吉尔大学的科学家研究发现，不管听什么乐曲或歌曲，只要你喜欢，音乐就会使大脑释放更多的能让人产生愉悦感的多巴胺。

用音乐调节心情，可谓是自古有之，孔子在《述而》中有这样一句话："子与人歌而善，必使反之，而后和之。"这句话的意思是，孔子与人一起唱歌，如果别人唱得好，就必定请他再唱一遍，然后跟着他唱。由此可见，孔子也是通过唱歌来调节情绪的。

如今，科学家进一步研究发现，音乐不仅能够改善不良情绪，而且对于治疗失眠也有着非常重要的作用，这是因为音乐可以同时作用于生理和心理两个方面。

一方面，音乐声波的频率和声压是一种物理能量，会引起人体细胞发生和谐共振现象，使颅腔、胸腔等组织产生共振，直接影响人的脑电波、心率、呼吸节奏。科学家认为，当人倾听悦耳的音乐时，神经系统、内分泌系统、消化系统和神经传导功能都能得到改善。

另一方面，音乐会引起心理上的反应，良性的音乐能改善人的情绪，消除心理、社会因素所造成的紧张、焦虑、忧郁、恐惧等不良心理状态，提高机体的应激能力。

比如，当人们的情绪处于紧张、焦虑、愤怒等亢奋状态时，可以让自己躺在床上，放松身体，听一些瑜伽和英格兰的风笛类音乐，如果能够配合着音乐，想象一下在音乐背景下的美好画面，效果会更好，这对于消除不良情绪是非常有帮助的。

有人说，听什么样的歌，有什么样的心情。我认为这句话很有道理，试想一下，如果一个满腔怒火的人，正准备爆发之际，让他听疯狂而富有刺激性的摇滚乐，无疑会火上浇油，助长人的怒气，恐怕就会让他情绪进一步失控。而让一个伤心欲绝、泪流满面的人听梁祝，只会使他更伤心。

听音乐应该是一种交流，一种身心交流。在情绪激动时，不妨先选择或创造一个幽雅宁静的环境，然后放上音乐，使身心沉浸于乐曲的意境之中。当然，在音乐的选择上也有一定的讲究。

心情处于亢奋时，最适宜听节奏慢、让人思考的音乐或带有诗情画意、轻松优雅和抒情性强的古典音乐和轻音乐等。这样的音乐有助于帮助心情烦躁、情绪亢奋的人放松心情，调整心绪。另外，在音量控制上也应该注意，一般40~60分贝即可，情绪过于烦躁的话，还可以再低一些。还有，乐曲要经常调剂，换换口味，不然也会让人感觉单调乏味。

人在空腹、饥饿难耐时，是不宜听进行曲的，因为进行曲具有强烈的节奏感，加上铜管齐奏的效果，会进一步加剧饥饿感。吃饱饭后，则不宜听打击乐，因为打击乐节奏明快、铿锵有力、音量很大，吃饱饭后听打击乐，会导致心跳加快、情绪不安，有碍食物消化。另外，睡觉前是不宜听交响乐的，交响乐气势宏大、起伏跌宕、激荡人心，睡觉前听了这样的音乐，恐怕你会亢奋到天亮了。

现在也有一些人在心情不好的时候，不是选择听音乐，而是选择“吼歌”，之所以称之为“吼歌”，是因为他们完全是为了发泄而吼，而往往吼完心情就会立马变得很“爽”，虽然有时候可能会有扰民之嫌，但确实能够通过演唱歌曲宣泄内心的压抑，也不失为一种自我调节心理平衡的良好手段，如果你感兴趣的话，不妨亲自试一试，条条大路通罗马，只要能让自己快乐起来就好。

第六节　悠闲垂钓，“静”得好心情

垂钓就是用钓竿钓鱼，使用钓竿、鱼钩、渔线等工具，从江河湖海及水库中捕捉鱼类的活动。垂钓起源于古代先民的生产活动，随着人类生活水平的提高，逐渐从生产活动中分离出来，成为一种充满智慧、趣味、活力，有益于身心的休闲活动。

垂钓能养心、养性，给人增添许多的乐趣，是一项有益于身心健康的文化活动。

当代作家余秋雨曾写过一篇关于垂钓的文章：

去年夏天我与妻子买票参加了一个民间旅行团，从牡丹江出发，到俄罗斯的海参崴游玩。海参崴的主要魅力在于海，我们下榻的旅馆面对海，每天除了在阳台上看海，还要一次次下到海岸的最外沿，静静地看。海参崴的海与别处不同，深灰色的迷蒙中透露出巨大的恐怖。我们眯缝着眼睛，把脖子缩进衣领，立即成了大自然凛凛威仪下的可怜虫。其实岂止是我们，连海鸥也只在岸边盘旋，不敢远翔，四五条猎犬在沙滩上对着海浪狂吠，但才吠几声又缩脚逃回。逃回后又回头吠叫，呜呜的风声中永远夹带着这种凄惶的吠叫声，直到深更半夜。只有几艘兵舰在海雾中隐约，海雾浓了它们就淡，海雾淡了它们就浓，有时以为它们驶走了，定睛一看还在，看了几天都没有移动的迹象，就像一座座千古冰山。我们在海边说话，尽量压低了声音，怕惊动了冥冥中的什么。

在一个小小的弯角上，我们发现，端坐着一胖一瘦两个垂钓的老人。

胖老人听见脚步声朝我们眨了眨眼算是打了招呼，他回身举起钓竿把他的成果朝我们扬了一扬，原来他的钓绳上挂了六个小小的钓钩，每个钓钩上都是一条小鱼。他把六条小鱼摘下来放进身边的水桶里，然后再次下钩，半分钟不到他又起竿，又是六条挂在上面。就这样，他忙忙碌碌地下钩起钩，我妻子走近前去一看，水桶里已有半桶小鱼。

奇怪的是，只离他两米之远的瘦老人却纹丝不动。为什么一条鱼也不上他的钩呢？正纳闷，水波轻轻一动，他缓缓起竿，没有鱼，但一看钓钩却硕大无比，原来只想钓大鱼。在他眼中，胖老人忙忙碌碌地钓起那一大堆鱼，根本是在糟践钓鱼者的取舍标准和堂皇形象。伟大的钓鱼者是安坐着与大海进行谈判的人类代表，而不是在等待对方琐碎的施舍。

胖老人每次起竿摘鱼都要用眼角瞟一下瘦老人，好像在说："你就这么熬下去吧，伟大的谈判者！"而瘦老人只以泥塑木雕般的安静来回答。

两人都在嘲讽对方，两人谁也不服谁。

过了不久，胖老人起身，提起满满的鱼桶走了，快乐地朝我们扮了一个鬼脸，却连笑声也没有发出，脚步如胜利者凯旋。瘦老人仍然端坐着，夕阳照着他倔强的身躯，他用背影来鄙视同伴的浅薄。暮色苍茫了，我们必须回去，走了一段路回身，看到瘦小的身影还在与大海对峙。此时的海，已经更加狰狞昏暗。狗吠声越来越响，夜晚开始了。

妻子说："我已经明白，为什么一个这么胖，一个这么瘦了。一个更加物质，一个更加精神。人世间的精神总是固执而瘦削的，对吗?"

我说："说得好。但也可以说，一个是喜剧美，一个是悲剧美。他们天天在互相批判，但加在一起才是完整的人类。"

确实，他们谁也离不开谁。没有瘦老人，胖老人的丰收何以证明？没有胖老人，瘦老人固守有何意义？大海中多的是鱼，谁的丰收都不足挂齿；大海有漫长的历史，谁的固守都是一瞬间。因此，他们的价值都得由对手来证明。可以设想，哪一天，胖老人见不到瘦老人，或瘦老人见不到胖老人，将会是何等惶恐。在这个意义上，最大的对手也就是最大的朋友，很难分开。两位老人身体都很好，我想此时此刻，他们一定还坐在海边，像两座恒久的雕塑，组成我们心中的海参崴。

垂钓是修身养性，自我保健的一种手段。

垂钓可以使人摆脱大城市的喧嚣污浊的环境。垂钓之处，风平浪静，草木葱茏，散发氧气、负离子等对人体有益的物质，清新的空气使人心旷神怡、精神舒畅，有益于大脑，增强记忆能力。

垂钓让人回归大自然，沐浴阳光。阳光和空气一样，也是人体必需的物质，日光中的红外线给人温暖，使人血流畅通，改善血液循环，促进新陈代谢，使身体强壮。

垂钓可以使人入静。中国传统养生学认为，入静可以使人身心放松，是保持心理健康，预防忧郁症、精神沮丧、暴躁等不良情绪的良方。垂钓的乐趣使人心情舒畅，情绪稳定，精神饱满。垂钓时，眼睛、大脑、心神要配合，精神专注，因为专注使一切烦恼都烟消云散。

第七节 花草亦可解忧

花花草草都来自于大自然，在家里的阳台上养植花草，可以让人感受无限生机，有利于调节人的精神生活，使人轻松愉快，消除疲劳。清代医学家吴尚先说：“七情之病也，看花解闷，听曲消愁，有胜于服药者矣。”近代作家老舍在《养花》中也提到养花的作用：“让脑力劳动和体力劳动得到适当的调节，有益身心，胜于吃药。”

养花花草草需要进行换盆、松土、施肥、浇水、剪枝等劳作，这些劳作需要全身均衡地不停运动，从而达到强身健体的锻炼目的。当花儿盛开之时，美丽绽放，尽收眼中，等你细细观赏，会闻到芳香扑鼻。看得见、摸得着的劳动成果，更给人精神上的愉悦。

此外，花草还能够净化空气，向空气中释放对人体有益的负离子，花花草草分泌的杀菌素，能杀死结核、痢疾等病菌，还能刺激感觉和呼吸器官，调节中枢神经功能，起到镇静安神、活络血脉的作用。

适宜室内种养的花草主要有以下几种。

（1）吊兰：吊兰吸收空气中有毒化学物质的能力在花卉中首屈一指，效果甚至超过空气过滤器。

（2）虎尾兰：虎尾兰可以净化空气中的甲苯，与其他植物相比能释放更多的负离子，与其他多肉植物一样，会在夜晚吸收二氧化碳并制造氧气。

（3）芦荟：芦荟可以有效地清除空气中的甲醛、一氧化碳、二氧化碳等有害气体。栽几株芦荟，就等于在家里安装了几台“生物空气清新器”，它们时时刻刻都在净化居室环境。

（4）茉莉花：茉莉花香不但有净化空气的作用，而且能够抑制结核杆菌、葡萄球菌、肺炎球菌的生长繁殖。研究发现，茉莉花的香味还会使人产生一种轻松、安静的情绪。

（5）水仙花：水仙花对空气内的污染物，如二氧化硫、一氧化碳、二氧化碳有很强的抗性，具有较好的净化空气的功能。

（6）菊花：菊花不但能美化环境，使人赏心悦目，更具有净化空气的奇特功能，对于一些有害气体有不同程度的吸收和净化能力。特别是母菊花，它在使人生畏的含有较高浓度二氧化硫的空气中，也能茁壮成长。

不同的花草具有不同的作用，在沉闷的家里放几株植物，不仅调节空气，还能让人视觉和心情都得到放松。

第八节　家有宠物乐更多

宠物是人类的好朋友，它们和人类一起生活，具备非常丰富的情感。

现在很多人都养宠物，比如可爱的小猫、小狗，它们在人类的家庭生活中扮演着非常重要的角色。

马女士最近下班就忙着往娘家赶，母亲最近不吃东西，这让马女士非常着急。原来马女士的母亲养的一条宠物狗前些日子病死了，没想到宠物一死，母亲特别伤心，吃不下，睡不着，躺在床上四五天，人都憔悴得似乎老了一圈。

一位老邻居说，马女士的父亲去世有十多年了，儿女们都忙着自己的工作和事业，不能经常回家。马女士的母亲进进出出都带着这条宠物狗，七八年的时间相处下来，母亲和狗有了非常深厚的感情，这也难怪母亲伤心欲绝。

经过家人的多次开导，老人的情绪有所好转，但是还是经常伤心，哀叹不已。后来，马女士又托人买了一条和原来那条很相似的狗，老人的脸上才露出久违的笑容，开心得像个孩子一样出来散步、遛狗。

人和宠物之间通常都会有丰富的感情，在这种感情之间，人们会因为对小宠物的关爱而使自己获得身心健康。有很多医学专家相信，在家里饲养一些宠物比吃药物给上岁数的人能带来更多的好处。据国外一项调查显示，养狗的老人去医院就医的机会比普通老人少21%，他们表现得更容易融入社会，生活得更加开心。针对宠物对人情感活动的巨大作用，一些心理医生在给病人看病时，越来越多地使用“宠物疗法”。

宠物疗法是指通过让病人与宠物接触，改变病人的情绪和心情，从而减轻病人心理上存在的病症的疗法。人和宠物之间充满着独特的深情和友爱，正是在这种友爱中，人类因为对宠物的关爱而使自己的身心也健康起来。

英国一所大学的研究结果证明，对于那些有心理障碍的人来说，宠物是他们最主要的情感来源。一个性格内向、不善于表达爱心的人，往往对自己养的宠物有特别的依恋。

宠物疗法能够治疗儿童的自闭症，通过与宠物的相处，可以有效缓解自闭症儿童的病情。这些患有自闭症的儿童在抚摸宠物的时候，可以获得更多快乐的情绪。儿童自闭症患者长期和小动物接触交流，慢慢就会变得愿意与人接触了。

对于一些生理有残疾或心理受到伤害的儿童，更需要与动物进行接触。在国外一些儿童生态保健中心，可以用宠物疗法治疗脑瘫和焦虑症，海豚能够辅助治疗儿童自闭症，小小的鱼儿可以辅助治疗紧张型强迫综合征。

现在一些精神病院开始针对病人的不同情形，让病人饲养相应的小动物，这样可以有效缓解他们的不良情绪。

第五章

膳食调节，吃出你的好心情

膳食调理是利用食物的营养来构建健康。如果运用食物治疗疾病，可称为食疗。一般来说，食疗也属于膳食调理的范畴。俗话说：“药补不如食补。”尽管有些片面，但也说明膳食调理早已为人们所重视。运用日常食品，根据个人不同的条件、不同的需要进行调理养生，一般比较简单易行，不但能充饥，更能补充营养，有益健康，祛病延年，甚至还是一种美的享受。

第一节　食物养生与人的情绪调节

人的生命是靠能量来维持的，人体的能量主要来自于食物。食物对于人体具有三种功能：一是满足我们的嗅觉和味觉器官对于香气和美味的欲望，同时消除人体的饥饿感；二是为我们身体的生长发育和运动提供各种营养素；三是预防疾病。吃得健康与否，不但关系到我们的身体健康，还决定着我们的生活质量和生命的延续。

食物中含有40多种人体必需的营养素，每种营养素都有独特的生理功能。人体从食物中摄入这些营养素，不仅保证自身生长发育和日常活动的基本需要，而且这些营养素对于维护人体免疫功能、抗氧化功能以及神经内分泌乃至脑功能等生命过程来说，都是必不可少的物质基础。

1.《黄帝内经》养生学说

《黄帝内经》将中国传统饮食养生的内容归纳为四个方面：饮食养生、饮食治疗、饮食节制和饮食宜忌，或称为食养、食治、食节、食忌。饮食养生与治疗可概括为补虚与泻实两大方面：益气、养血、滋阴、助阳、填精、生津诸方面可视为补虚；解表、清热、利水、泻下、祛寒、祛风、燥温等方面可视为泻实。

《黄帝内经》认为，食物与药物有着同一来源，二者皆属于天然产品。食物与药物的性能相通，具有同一的形、色、气、味、质等特性。食物具有寒、热、温、凉四性和酸、苦、甘、辛、咸五味，而且各有其所主的脏腑和归经。如果食物搭配不合理，或者偏食，则有损于人体健康。《黄帝内经·素问·生气通天论》指出："谨和五味，骨正筋柔，气血以流，腠理以密，如是则骨气以精，谨道以法，长有天命。"这句话说明了五味合理搭配的重要性。

按照《黄帝内经》养生的观点，五味养五气，气和而生津液，相成乃相生，谨和五味，则人长寿，五味有偏胜，则疾病生。五味对人体而言：酸养骨，苦养气，甘养肉，辛养筋，咸养脉。故病在筋，不食酸；病在气，不食辛；病在骨，不食咸；病在血，不食苦；病在肉，不食甘。

《黄帝内经》说："酸入肝，辛入肺，苦入心，甘入脾，咸入肾。故人食过咸，使肾（水）气盛，心（火）气衰，令人发狂，喜衅、吐血、心神不定。"人食过辛，使肺（金）气盛，肝（木）气衰，令人怯懦悲愁，目盲发白。"人食过甘，使脾（土）气盛，肾（水）气衰，令人痴淫泻精，腰背痛，利脓血。"人食过苦，使人心（火）气盛，肺（金）气衰，果敢轻死，咳逆，胸满。"人食过酸，使肝（木）气盛，脾（金）气衰，令人消化不良，暗聋症固。"这些都是根据五脏、五味的五行属性，应用五行生克的原理，来加以辨证的。

2. 食物的"五味"

中国传统医学把酸、苦、甘、辛、咸五种不同的味道称为"食物五味"。《黄帝内经·素问·宣明五气篇》及《黄帝内经·素问·阴阳应象大论》认为，五味所入、五味所生等皆说明自然界产物"味"对机体脏腑的特定联系和选择作用。《黄帝内经》中有“酸收、苦降、甘补、辛散、咸软”之说，五味都有各自对应的体内器官和功效，饮食时要五味均衡，才是最好的养生方法。

(1) 辛味

辛味指辣味及其他一些刺激性味道。辣椒、葱、姜、韭菜、蒜、香菜、胡椒、洋葱等，均有辛味。辛味之甚者多热。当然也有例外的，如薄荷就既辛且凉。辛味具有发散风邪、升阳健胃作用，因此感受风寒或风热，胃中清冷作痛、口味不佳时，多吃点辛味食物是有好处的。

胡椒、红糖姜汤都有散寒作用。湖南、四川等地的人，嗜辣椒者甚多，常辣得满头大汗，然寒湿雾露之邪气也就随之驱出体外了。也正是由于辛味走窜，且多兼热，因而也有它的副作用，如上火（口舌糜烂等）、鼻子出血等。生疮害痔的人、常闹眼病的人、好酒贪杯的人以及患热性病的人，都不宜多吃辛辣之物。

西医所说的胃溃疡、高血压、糖尿病等，更应避忌辛味。辛味的功效是宣散和行气血。辛味的食物，可用葱、姜、大蒜、萝卜等配合其他药物或食物，制成饮料；有时用其鲜汁，像常用的姜糖饮、青橄榄饮、鲜姜汁、鲜萝卜汁等治疗风寒感冒、感冒咽痛、胃寒呕吐、胃痛等症，皆取其辛味宣散之效。各种酒剂更具有宣散、行气、通血脉的作用，如用枸杞子酒治疗肝肾亏虚、山楂酒治疗血淤痛经、虎骨酒治疗筋骨寒痛等。以酒作为“药引”，也是借酒之辛散、活血的作用。

食味为辛性的食物有：

蔬菜类：辣椒、花椒、白萝卜、芹菜、韭菜、芥菜、香菜、油菜、生姜、葱、洋葱、大蒜、茴香等。

瓜果品类：香橼、佛手、陈皮等。

调味品类：酒等。

(2) 甘味

甘味，也就是甜味，绝大多数主食如米、麦、玉米等都属于甘味食物，味淡的食物也附属于甘。甘能补和，我们日常的食品中以甘味或兼有甘味者居多，其益处不必赘述。当然也有不利的一面，过食甘甜之物容易引起中满（胃腹饱满闷胀）、泛酸、龋齿等。

甘味的功效是补益、和中、缓急。多以此来滋补强身，治疗人身五脏气、血、阴、阳任何一方之虚症，同时也可用来缓和拘急疼痛等症状。例如，糯米红枣粥治疗脾胃气虚或胃阳不足；糯米酒配鸡蛋，煮熟后食用，对产妇有补益作用。此皆取糯米、红枣之甘味，再合其温性，而求其补气、温阳、散寒的功效。

食味为甘性的食物有：

蔬菜类：黑木耳、银耳、丝瓜、瓠瓜、冬瓜、黄瓜、南瓜、蘑菇、白菜、黄花菜、洋白菜、芹菜、蕹菜、蕨菜、菠菜、荠菜、茄子、西红柿、茭白、白萝卜、胡萝卜、洋葱、竹笋、芋头等。

瓜果品类：山楂、核桃、花生、西瓜、甜瓜、罗汉果、苹果、梨、桃、柑、杏、李、甘蔗、柿、橄榄、荸荠、香蕉、椰子、樱桃、龙眼等。

水产品类：黄鱼、鲳鱼、青鱼、鲢鱼、鳗鲡鱼、鲤鱼、鲫鱼、鳝鱼、藕、菱角、泥鳅、蚶、田螺、鳙鱼等。

禽畜蛇类：猪肠、猪肉、猪肝、猪肚、猪髓、猪皮、猪蹄、牛奶、羊奶、猪肺、火腿、蛇、蛙、哈士蟆等。

调味品类：蜂乳、蜂蜜、白糖、冰糖等。

(3) 酸味

日常饮食中用得最广的酸物是醋。酸味能收涩，长久腹泻的人用红糖煎炒酸石榴皮，颇有疗效。但是用醋调味却不是取其收涩之功，而是用酸来生津开胃。望梅止渴正是利用了酸味生津的作用。生津可以止渴润喉，津液充盈，也可滋养胃阴。因此，人们爱吃点酸味的食物来爽口开胃。

当然，有利必有弊，多食酸容易损齿。吃过酸味食物要漱口，才可保无损齿之虞。酸味及涩味的功效是收敛、固涩。遇到气虚、阳虚不摄而致的多汗症，以及泄泻不止、尿频、遗精、滑精等，皆应注意配合酸味食物，作为辅助治疗。

食味为酸性的食物有：

瓜果品类：橙、桃、李、梅、橄榄、柠檬、枇杷、山楂、椰子、石榴、荔枝、芒果、葡萄、佛手、柑、杏、橘、柚等。

调味品类：醋。

（4）咸味

古人知道血是咸的，因而把咸与血脉联系在一起。长时间不吃盐，人就浑身没劲。吃多了咸盐（或其他咸物），又容易导致血脉凝滞，这与现代医学认为高血压病人不宜多吃盐是相通的。除盐之外，大多数海产植物也属于咸味食物。例如海带，就是一个典型。有些山区的居民常患甲状腺肿大（大脖子病），古人用海带等治疗，常获良效。咸味的功效是软坚散结，亦能润下，多用来治疗热结、痰核、瘰疬、二便不利等症。具有咸味的食物多为海产及一些肉类。例如，猪肾味咸性平，能治肾虚引起的腰酸、遗精、小便不利、水肿等；鸽肉性味甘咸，有补肝肾、益精血之功用；海参甘咸性温，用于补肾、养血、润燥，用海参配羊肉可治阳痿、肾虚尿频，配木耳可治疗阴虚肠燥与便秘；紫菜咸寒，能软坚散结、消痰利水，治疗瘰疬（如颈淋巴结结核）、瘿瘤（如甲状腺肿大）等。

食味为咸性的食物有：

粮豆类：大麦、小米等。

蔬菜类：苋菜等。

水产品类：海参、海蜇、龟肉、蛏肉、蟹肉、螺、海带、紫菜等。

禽畜类：鸭肉、火腿、狗肉、熊掌、猪肉、猪心、猪肾、猪蹄、猪髓、猪血、鸽蛋等。

调味品类：盐、酱等。

（5）苦味

喜食苦味的人不太多，然而某些地区、某些人群对苦味食品却异常钟爱。例如苦瓜，虽然极苦，但它却是瓜类中的清热佳品，可以清心明目、止渴除烦、消暑除湿。夏季以苦瓜佐餐，对出汗过多、口味不佳的人来说，是很好的。还有莲子心，其味甚苦，可以催吐，但古诗却说："食子心无弃，苦心生意存。"莲子心苦寒清心火、止烦渴，用来泡茶喝则苦后回甘。

现代科研表明，莲子心中含生物碱，可以降血压。苦味的食物多偏寒，因此体质属阳虚，平素怕冷、少气乏力者，最好别去尝试。苦味的功效是泻热、燥温。例如，苦瓜味苦性寒，用苦瓜炒菜，佐餐食用，即取其苦能清泄之用，达到清热、明目、解毒的目的，常吃对于热病烦渴、中暑、目赤、疮疡肿毒等症极为有利。又如，茶叶的味为苦甘，其性凉，也有清泄的功效，是一种极为常用的饮料，服后能清利头目、除烦止渴、消食化痰、利尿解毒。

食味为苦性的食物有：

蔬菜类：苦菜、苦瓜、薤白、慈姑、百合、槐花、香椿等。

瓜果品类：佛手、白果等。

3. 食物的"四性"

药物有"四性"，传统医学将药物分为温、热、寒、凉四类。《黄帝内经》认为"药食同源"，食物与药物同样都有"四性"。寒、凉性食物多有清热、泻火、凉血、解毒、滋阴等作用；而温、热性食物有温经、散寒、助阳、活血、通络等作用。

除了温、热、寒、凉四性，食物中还有一类是平性的。平性食物具有健脾、开胃、补益身体的作用。这类食物也具有微寒、微温的性质，散寒或温补的效果比较缓和，仍然属于四性的范围。

《黄帝内经·素问·生气通天论》有云："阴平阳秘，精神乃治。"中华食疗养生重视食物的不同性味和作用，提倡用不同性味的食物来调整人体气血阴阳，以达到"扶正祛邪"的作用。

（1）温热性食物

温热性食物吃后身体会生热，使机能兴奋、增强活力，适合寒性体质者吃，可改善其衰退沉滞、贫血萎缩的机能。相反，若让热性体质者吃，则会因过度兴奋亢进反而造成其发肿、充血、便秘等病症。一般我们所说的"燥"或"热"的食物即是指温热性食物。

食性为温性的食物有：

粮豆类：糯米、高粱、刀豆等。

蔬菜类：韭菜、生姜、葱、薤白、芥菜、香菜、大蒜等。

瓜果品类：南瓜、木瓜、香橼、佛手、龙眼、杏、桃、樱桃、石榴、乌梅、荔枝、栗、枣、核桃等。

水产类：虾、蚶、鳝鱼、鲢鱼、鳙鱼、淡菜、海参等。

禽畜类：鹿、鸡、羊、狗、猫、雀、驴等肉类，猪肝、猪肚、火腿、羊乳、熊掌等。

食性为热性的食物有：

蔬菜类：芥子、辣椒、花椒、胡椒等。

水产类：鳟鱼等。

（2）平性食物

我们一般常用食物以平性食物居多。

食性为平性的食物有：

粮豆类：粳米、陈米、玉米、黑豆、赤豆、黄豆、蚕豆、甘薯、扁豆、豌豆、豇豆等。

蔬菜类：香蕈、洋葱、土豆、黄花菜、荠菜、香椿、大头菜、白菜、芋头、胡萝卜、黑木耳、银耳等。

瓜果品类：葡萄、南瓜子、白果、百合、橄榄、黑芝麻、榛子、无花果、李子、榧子、花生等。

水产类：莲子、芡实、海蜇、黄鱼、泥鳅、青鱼、鲫鱼、鲤鱼、鳗鲡鱼等。

禽畜类：猪（肺、心、肉、肾、蹄）、牛（肉、奶）和鸭、鹅、龟、鳖（肉）、鸡蛋、鸽蛋、鹌鹑肉、鹌鹑蛋等。

调味品类：白糖、蜂蜜、蜂乳等。

（3）寒凉性食物

寒凉性食物吃后对人体生理机能具有镇静及清凉消炎的作用，适合热性体质者吃，可改善失眠、肿胀等症状，消除炎症。相反，若让寒性体质者吃，则会使其冷症及贫血现象更为严重。一般民间所说的“冷”“凉”或“退火”的食物即是指寒凉性食物。

食性为寒性的食物有：

蔬菜类：苦菜、苦瓜、蕹菜、西红柿、茭白、蕨菜、瓠瓜、冬瓜、黄瓜、慈姑、竹笋等。

瓜果品类：西瓜、甜瓜、香蕉、柿子、桑葚、柚子、荸荠等。

水产类：紫菜、海带、田螺、蟹、蛏肉、藕等。

调味品类：淡豆豉、酱、食盐等。

食性为凉性的食物有：

粮豆类：大麦、小麦、小米、绿豆、豆腐、荞麦等。

蔬菜类：茄子、白萝卜、油菜、菠菜、丝瓜、苋菜、芹菜、蘑菇等。

瓜果品类：柑、梨、苹果、枇杷、橘、橙子、芒果、菱角、薏仁等。

禽畜类：猪皮、鸭蛋、兔肉等。

4. 可以使人快乐的食物

科学家发现，人的喜怒哀乐与饮食有着密切的关系，有的食品能够使人快乐、安宁，有的食品则使人忧愁、焦虑、悲伤、愤怒，甚至是恐惧和狂躁。为什么会这样呢？

原因在于，人体中一种称为血清素的物质有助于镇定情绪、解除焦虑，有的食物正是能促进血清素的分泌从而给人带来快乐的情绪。那么，有哪些食物能够让我们一口一口地把烦恼和忧郁通通吃进肚子里呢？

深海鱼：通常住在海边的人心情比较快乐，原因不只是大海能让人神清气爽，还因为他们把鱼当作主食。哈佛大学的研究报告指出，鱼油中的 Omega－3 脂肪酸与常用的抗忧郁药如碳酸锂有类似的作用，能让我们的身体分泌出更多能够带来快乐情绪的血清素。

香蕉：不要羡慕大猩猩为什么永远那么傻气而可爱，嫩黄色的香蕉不仅美味，而且含有一种称为生物碱（alkaloid）的物质。生物碱可以振奋精神和提高信心，而且香蕉是色胺酸和维生素 B_6 的主要来源，这些都可以帮助我们的大脑制造血清素。

葡萄柚：葡萄柚不但有浓郁的香味，更可以净化繁杂思绪，也可以提神醒脑。至于葡萄柚所含的高量维生素 C，不仅可以维持红细胞的浓度，使身体有抵抗力，而且维生素 C 也可以抗压。最重要的是，在制造多巴胺、去甲肾上腺素时，维生素 C 是重要成分之一。

全麦面包：为什么总有那么多女孩喜欢吃面包和点心，因为它们含有大量碳水化合物而成为抗忧郁食物。但是吃点心容易摄入过多热量，所以吃复合性的碳水化合物，如全麦面包等，虽然效果慢一点，但更合乎健康原则。

菠菜：卡通人物大力水手吃了菠菜后会力大无穷，其实人吃了菠菜会心情大好。菠菜除含有大量铁质外，更有人体所需的叶酸。医学文献一致指出，缺乏叶酸会导致精神疾病，包括抑郁症和精神分裂症等。研究也发现，那些无法摄取足够叶酸的人，在5个月后，几乎都无法入睡，并产生健忘和焦虑等症状。研究人员推论，缺乏叶酸会导致脑中的血清素减少，导致抑郁症的出现。那么哪些食物富含叶酸呢？几乎所有的绿色蔬菜和水果都含有叶酸，但菠菜最多。

樱桃：鲜艳欲滴的樱桃不止好吃，而且一定程度上还和阿司匹林有相同的效果。美国密西根大学的科学家们认为：吃20粒樱桃比吃阿司匹林还有效。

大蒜：大蒜虽然会带来不好的口气，却会带来好心情。德国科学家从一项针对大蒜对降低胆固醇的功效研究中发现，病人吃了大蒜制剂之后，会感觉不疲倦、不焦虑、不容易发怒。

南瓜：南瓜之所以和好心情有关，是因为它们富含维生素B_6和铁。这两种营养素都能帮助身体所储存的血糖转变成葡萄糖，而葡萄糖正是脑部唯一的燃料。南瓜派被认为是菜单上“最聪明”的甜点，因为每吃一口南瓜派，就会同时摄取3种类胡萝卜素，这对预防心脏病、抗老化都十分有用。

低脂牛奶：温热的牛奶向来就有镇静、缓和情绪的作用，尤其对经期女性特别有效，可以帮她们减少紧张、暴躁和焦虑的情绪。而选择低脂牛奶，绝对不妨碍女孩们的“美体计划”。

鸡肉：当我们体内缺乏维生素B_{12}时，就会出现恶性贫血、食欲不振及记忆力减退等问题，而鸡肉正富含维持神经系统健康、消除烦躁不安的

维生素 B_{12}。所以，当你晚上睡不好，白天总感觉是拖着疲惫的身躯时，多吃点鸡肉吧。

素食：素食是被素食主义者冠上了环保、人道、健康等高帽的吃食，着实让几家欢喜几家愁。欢喜的是那些坚定的食素者，因为长期食用以大豆蛋白为主要成分的素食，而心情舒畅，精气十足；愁的是部分为赶时髦的伪素食者，因为素食之油水不能达到其自身的需求，常常因饿得眼冒金星而火冒三丈。

甜品：无论是法式的芝士蛋糕，还是中式的红豆糖水，应该都是可以让大部分（不包括那些将减肥作为终生为之奋斗的事业者）女性笑逐颜开而身心放松。放松地享受，放松地品味，放松地放纵自己的胃口……只有这一刻，职场的竞争，情场的无奈，才会被她们抛在一边，吃完再说吧！

咖啡：让人亢奋该是咖啡的一大功效了，其实还有一点就是：它能让人学会收敛。喝咖啡的意境与饮酒是完全不同的，它需要一个可以随意却不能大意，可以简单却不能简陋，可以杂乱却不能无章的氛围。在这样一个气氛下，大呼小叫的人可以变得轻声细语，张牙舞爪的人可以变得温文尔雅，烦躁不安的人也可以沉下心来，就那么坐着、品着、享着。

火锅：火锅一直给人红火、热闹的感觉。孤单的时候，打起精神找一帮朋友吃顿火锅，嘴里吃着热腾的涮食，眼中望着真实的食伴，马上有一种温暖、充实的感觉袭上心头。有什么事可以比朋友更重要呢？

辣椒：这种可把人辣得大呼过瘾，也可让人吃得泪流满面的东西，叫作辣椒。辣椒的种类很多，红的、绿的、长的、短的、灯笼形的、指天状的……其作用只有一个——刺激！刺激你的味蕾，刺激你的泪腺，刺激你麻木的感情。

生蚝：美国蚝天生甜美，丰腴可口；法国蚝富含矿物，金属味强劲；澳洲蚝先咸后甜，层次丰富。产地不同的生蚝有着各自不同的风情，让食者也受其影响，风情了不少，万种了许多。

鹅肝：鹅肝是与生俱来的“贵族”，配上以稀为贵的松露这位“千金”，真是最登对的一双了。要是在葡萄酒的配合下，鹅肝会让每位食客都成为“贵族”——水晶灯下、高脚杯旁烘托出来的贵气自食客心中油然而生。

炸酱面：炸酱面是最美味而廉价的食物之一，也只有这个吃食才让人觉得最无贫富差异，也没等级观念，于是，人们吃后，心中平和淡泊了很多。

花草茶：台湾人真是会享受，就用那几种花瓣泡出了一壶的春天。花香被水锁住了，而心情被茶解放了。就在这一泡一品的过程中，心中瞬间可以毫无杂念，就如这水清澈见底，再如这花妩媚灿烂。

大闸蟹：大闸蟹营养丰富，含有多种维生素，其中维生素 A 含量高于其他陆生及水生动物，维生素 B_2 含量是肉类的 5～6 倍，比鱼类高出 6～10 倍，比蛋类高出 2～3 倍。维生素 B_1 及磷的含量比一般鱼类高出 6～10 倍。蟹肉有清热、化瘀、滋阴之功，养筋益气、理胃消食之效。

第二节　饮食最重要的是取身体所需

随着生活水平的不断提高，人们对健康越来越重视，有的人经常购买各种各样的营养品，却忽略了日常饮食，殊不知我们每天所吃的食物才是真正的健康良药。

1. 合理膳食结构

《黄帝内经·素问·藏气法时论》中提出：“五谷为养，五果为助，五畜为益，五菜为充，气味合而服之，以补精益气。”这一饮食调养原则要求人们选择食物时要分清主次，同时食物品种还要多样化。

五谷是指麦、黍、稷、稻、菽，今泛指各种杂粮；五果包括桃、李、栗、杏、枣等多种鲜果、干果和硬果；五畜指羊、鸡、牛、犬、猪等肉类；五菜是韭、薤、葵、葱、藿，今泛指各种蔬菜。五谷是养命的，五果是帮助消化的，五畜是有补益作用的，五菜是起补充作用的。

饮食养生的最基本要求是饮食结构合理，营养成分均衡，我们应该根据食物的性味合理调配食物种类，不偏食，避免饮食伤正，做到“谷肉果菜，食养尽之，无使过之”。

2. 因时选食性、调五味

《黄帝内经·灵枢·胀论》说：“阴阳相随，乃得天和，五脏更始，四时循序，五谷乃化。”饮食养生一定要与时令相结合，才能够发挥其最佳的作用，否则可能会引起疾病。

具体来说，春季为万物生发的季节，饮食要协助阳气升发，适当吃些葱、姜、蒜、韭菜等温性食物，少吃冬瓜、绿豆芽等寒性食物。

夏季暑热多雨，饮食应以甘寒清淡少油为宜，如绿豆汤、西瓜等，但切忌过食生冷。夏季高温湿盛，饮食还要重视健脾、消暑、化湿，多吃薏米、绿豆、豆腐、藕、南瓜、苦瓜，少吃甜、油腻助湿的食物。

秋季气候凉爽而干燥，宜多吃一些生津养液、清肺降气、润燥止渴的食物，可多吃芝麻、核桃、梨、枣、菊花、银耳等具有滋润性的食物，少食辛辣发散的食物。

冬季是一年中阳气最虚、阴气最盛的季节，饮食也要以补阳为主，应吃温热性的食物，如羊肉、狗肉、甲鱼、鸽、鹌鹑、海参、枸杞、韭菜、胡桃、糯米、桂圆肉、枣、山药、核桃、栗子、松子、花生、葵花籽等。

3. 根据个人体质吃对食物

白菜豆腐虽然是家常小菜，却有降血压、降血脂的作用，由此可见，食疗养生的关键是根据人的体质来选择饮食。一方面，我们要根据食物的性味归经，更重要的是，我们要根据自己的实际状况来选择合适的食物，这样才不会破坏体内的平衡，达到养生的效果。关于这一点，我们将在下一章详细讲解。

4. 体质自测与饮食调养原则

体质中的“体”是指形体，既包括人的形体结构，又包括生理功能，即一般所指的生命体；“质”，是指特性，即所谓的“气质”“资质”“禀质”。体质就是指人的形体结构及生理功能的特性。

《黄帝内经》认为人体是各个层次阴阳对立的统一体，《黄帝内经·灵枢·寿夭刚柔》中说道：“人之生也，有刚有柔，有弱有强，有短有长，有阴有阳。”这句话的意思是说，人体先天素质有刚柔、强弱、长短、阴阳等差异，人的体质差异是与生俱来的，这些差异反映在性情、脏腑、形体、寒热属性等方面。《黄帝内经·灵枢·通天》按人体阴阳偏向的不同，将人分为“太阴之人，少阴之人，太阳之人，少阳之人，阴阳平和之人”。

《黄帝内经》是中医体质认识的源头，体质养生法与现代体质养生成果相结合更科学，更符合现代人的养生需求。

医学界关于人的体质有许多分类，本书认为匡调元教授的分类方法最有代表性，下面是其 6 个基本类型的分类方法：常体（正常质）、寒体（迟冷质）、倦体（倦质）、湿体（腻滞质）、热体（燥红质）、瘀体（晦涩质）。以下是常人体质类型的自测方法，供读者参考、对照和自测。

（1）常体（正常质）的表征及饮食调养、宜忌

基本特征：体格强壮，胖瘦适中；脸色红润，精气充足；冬夏气候易适应，很少感冒；喝水有度；脾胃好，不贪食、不厌食，食后自我感觉好；大、小便通顺，有规律，无便秘现象；舌色正常。

饮食调养原则：原则上各种食物都可食用，使之能够到达五味调和、温凉适中、阴阳平补；饮食一般以清淡为主，平时要保持良好的饮食习惯，做到饮食有度，忌多食、偏食。

饮食宜忌：常体人的饮食宜忌无特别规定。

（2）寒体（迟冷质）的表征及饮食调养、宜忌

基本特征：体格不胖即瘦，胖者呈虚胖的表象；面部常白中带青，灰暗无光泽；口唇色淡，常不觉口渴，喝水很少；一喝凉水或吃冷食就会引起胃痛、腹痛或腹泻，喝热水则觉得身体舒适；常感四肢寒冷；经常出汗，出汗觉得皮肤滑凉；夜间小便次数多，尿色如清水状；清晨时便急，便稀而泻快；常年耳鸣，60 岁以上者易耳聋；舌色淡白，舌边有齿印表痕。

饮食调养原则：饮食方面以温补肾阳、祛寒气为目的；宜吃温热平性的食物，忌吃寒凉性的食物。

饮食宜忌：

谷物类：粳米可多吃；籼米要少吃；绿豆性凉，忌吃。

蔬菜类：大蒜、葱、洋葱、韭菜、芥菜、香菜、香椿头、芡实、蚕豆、辣椒等可多吃。丝瓜、黄瓜、茄子、百合、蓬蒿菜、芹菜、菠菜、油菜、苋菜、马兰、甜菜、生菜等凉性蔬菜要少吃。茭白、草菇、莴苣、苦瓜、菜瓜、大白菜、竹笋、蕹菜、芦笋、番茄、荸荠等忌食。

果品类：柠檬、杨梅、银杏、石榴、栗子、龙眼、荔枝、金橘子、槟榔、杏、樱桃、核桃仁、木瓜、桃可多吃。西瓜、甜瓜、柚子、梨、猕猴

桃、罗汉果、柑、柿子、香蕉、芒果要少吃或忌吃。

畜、禽、鱼肉、海鲜类：羊肉、羊肚、羊脑、狗肉、牛肉、牛骨髓、麻雀肉、鸡肉、野鸡肉、黄鳝、蚶、猪肚、草鱼、鲢鱼、鳙鱼、带鱼、河虾、海参、鲍鱼、泥鳅可多吃。兔肉、蛤蜊、螺蛳、河蚌、鸭肉、蛏、蟹、田螺、驴肉、紫菜、海带要少吃。

蛋、乳、糖、油脂类：蛋类除鸭蛋外，其余都可选用；羊乳、牛乳可多吃；蜂蜜、蜂王浆可多吃；红糖、饴糖可多吃；豆油、菜籽油、花生油、葵花籽油可多吃；芝麻油、猪油要少吃。

调味料：丁香、桂皮、花椒、胡椒、米酒可多吃。

饮料：茉莉花、玫瑰花、玉兰花茶可多热饮用；决明子茶、绿茶、菊花茶、红茶要少饮用。

（3）倦体（倦质）的特征及饮食调养、宜忌

基本特征：脸色苍白；常显不多言语，讲话易疲劳且声音小；稍一劳作就出汗，但自己没有热的感觉；常显乏力，头晕目眩，有短暂失忆现象；手脚时常无名麻木；心律不齐，记忆力低下；内脏有下沉之感，疲劳时此感更甚；月经色淡量减或经色不淡、经量增多，有时两三天即净，有时八九天才净。

饮食调养原则：以补益气血、健脾养肾为目的。宜吃温性和平性的食物，忌吃寒凉食性的食物。

饮食宜忌：

谷物类：黑大豆、玉米、粳米、黄豆可多吃；糯米、小麦、高粱、籼米可适量选食。

蔬菜类：马铃薯、胡萝卜、番薯、南瓜、卷心菜、青菜、平菇、金瓜可多吃。蕹菜、芦笋、番茄、草菇、莴笋、苦瓜、大白菜、荸荠、芹菜、菠菜、油菜、苋菜、丝瓜、黄瓜、茄子、枸杞头、蓬蒿菜应少吃或忌吃。

果品类：枣、葡萄、龙眼、椰子、橄榄、海松子、南瓜子、核桃仁、榛子、苹果、无花果、梅子、菠萝、菠萝蜜、甘蔗、桑葚、花生、莲子、葵花子、枸杞子、白果可多吃。甜瓜、柿子、香蕉、西瓜、柚子、梨、猕猴桃、杨桃、罗汉果、芒果等应少吃或忌吃。

畜、禽、鱼、海鲜类：猪蹄、猪肉、猪肝、猪皮、鹅、鹌鹑、鸽肉、银鱼、黄鱼、鳗鲡、鲈鱼等可多选食。兔肉、河蚌、鸭肉、蟹、田螺、驴肉、紫菜、海带应少吃。

蛋、乳、糖、油脂类：蛋类除鸭蛋外，其余可多吃；羊乳、牛乳可多吃；蜂蜜、蜂皇浆可多吃；红糖、饴糖、白砂糖可多吃；豆油、菜籽油、花生油可多吃；芝麻油、猪油应少吃。

调味料：桂皮、花椒、米酒可多吃。

饮料：茉莉花茶、玫瑰花茶可多饮；绿茶、菊花茶、红茶应少饮。

（4）湿体（腻滞质）的特征及饮食调养、宜忌

基本特征：体格肥胖（也有较瘦的），脸色萎黄干枯；总觉胸满，呼吸时感梗阻，时而头昏目眩，时而恶心、呕吐；嘴中有黏的感觉，饭后时常觉得嘴里有甜味；口常干但又不想喝水，喝了水仍觉口干；大便一日数次，尿混浊且多泡沫；舌苔有厚有薄，或白色，或灰色，或黄色，或黑色。

饮食调养原则：以提高肺、脾、肾功能，消除体内痰湿积滞的目的。宜吃温平食物，忌吃寒凉食物。

饮食宜忌：

谷物豆薯类：赤小豆、白扁豆、黄豆芽、绿豆芽可多吃。

蔬菜类：萝卜、冬瓜、四季豆、豇豆、豌豆、扁豆可多吃；韭菜、芥菜、香菜、辣椒、芹菜、菠菜、油菜、丝瓜、黄瓜、茄子应少吃。

果品类：橄榄、南瓜籽、核桃仁、枣、葡萄、龙眼、苹果、无花果、

菠萝、菠萝蜜、甘蔗、桑葚、花生、莲子可多吃；香蕉、西瓜、甜瓜、柚、梨、猕猴桃、杨桃、罗汉果、芒果、柿子应少吃。

畜、禽、鱼、海鲜类：猪肉、鹅肉、鹌鹑、鸽肉、鳙鱼、黑鱼、鲤鱼、青鱼、鲫鱼、白鱼、银鱼可多吃；兔肉、螺蛳、河蚌、鸭肉、海蜇、蟹、驴肉、紫菜、海带应少吃。

蛋、乳、糖、油脂类：蛋类中除鸭蛋外，其余可多吃；羊乳、牛乳可多吃；松花粉、蜂蜜、蜂王浆可多吃；红糖、饴糖、白砂糖可多吃；豆油、菜籽油、牛油、花生油、葵花籽油、麦胚油可多吃；芝麻油、猪油应少吃。

调味料：桂花、花椒、胡椒、芥末、茴香、丁香、酒酿、米酒可选食。

饮料：玳玳花茶、玫瑰花茶、玉兰花茶可多饮；决明子茶、绿茶、菊花茶、红茶应少饮。

(5）淤体（晦涩质）的特征及饮食调养、宜忌

基本特征：面色晦暗，常显不净；眼周有黯黑或紫色的眼圈，面部黑色斑点较多；皮肤粗糙、落屑、干燥，甚至如鱼鳞状；指甲面不平滑，有条状或白色花纹状；严重者指甲变得又厚又硬，如石灰石状；脸上有扩张的血丝，手压即退，手放即现（中年妇女大腿内侧见到丝状小静脉者不属于此类）；胃脘部偶有饱胀感，时胀时消，手按时感到不适；头、胸、腹、背、腰或四肢部位有固定的疼痛感，或感气胀，或感针刺；舌质呈现为青紫色或舌质暗。

饮食调养原则：淤体的饮食调养以活血化瘀，淤滞化热为目的。宜吃温性和平性类食物，忌吃或少吃寒性食物。

饮食宜忌：

谷物豆薯类：粳米、玉米、籼米、糯米、高粱、魔芋等可多吃，绿豆、淡豆豉应少吃。

蔬菜类：黑木耳、香菇、猴头菇、金针菜、油菜、洋葱可多吃；除蘑菇外，寒凉食性的蔬菜都应尽量少吃。

果品类：核桃仁、菠萝、香榧子、山楂、菱角、鲜藕可多吃，其他果品可选食。

畜、禽、鱼肉、海鲜类：猪心、海带、鲨鱼宜多吃，其余也可适量选食，无特别禁忌。

蛋、乳、糖、油脂类：无特别宜忌，可以适量食用。

饮料：决明子茶、绿茶、菊花茶、红茶少饮，其他无特别禁忌，可适量饮酒（不宜大量或饮用高浓度的烈性酒）。

调味料：无特别禁忌，醋宜多食。

（6）热体（燥红质）的特征及饮食调养、宜忌

基本特征：体格消瘦者较多，眼有神而动作较敏捷，急性子；脸色以深红色为多，口唇、牙龈、鼻子也都红，牙龈有出血现象；时觉口干，但饮不解渴；咽鼻常干痒，尤其是在晚上睡眠中；不爱喝热茶，爱喝凉水；手足心热，少眠心烦。人好动，心烦急躁，常失眠、易发怒；常年耳鸣，60 岁以上者易耳聋；早上第一次小便色黄且量少；大便几日一次，干结，呈栗子状，多伴有痔疮；舌质红而苔少。

饮食调养原则：以清其内热为饮食调养目的，宜多吃寒凉平性之食，忌吃温热食性的食物。

饮食宜忌：

谷物豆薯类：绿豆、粳米、粟米、大麦、薏米、荞麦、小麦可多吃；刀豆、魔芋、荞麦、籼米、糯米、高粱、燕麦应少吃。

蔬菜：番茄、茭白、苦瓜、菜瓜、竹笋、荸荠、青菜、大白菜、荠菜、塌棵菜、银耳、北瓜、山药、芹菜、菠菜、油菜、苋菜、马兰头、丝瓜可多吃。韭菜、辣椒、香菜、大蒜、洋葱、芥菜、南瓜、葱、生姜、平

菇、金瓜、木瓜忌吃或少吃。

果品类：桑葚、柑、柿子、香蕉、西瓜、甜瓜、柚子、梨、猕猴桃、杨桃、罗汉果、芒果、桃可选吃，但不宜吃得过多。龙眼、荔枝、金橘、橘、槟榔、杏、樱桃应忌吃或少吃。

畜、禽、鱼、海鲜类：驴肉、鸭肉、兔肉、牡蛎、鳖、蛤蜊、螺蛳、河蚌、海蜇、蛏、蟹、田螺、紫菜、海带可多吃。狗肉、野鸡肉、牛肉、牛肉髓、羊肉、羊肚、羊脑、黄鳝应忌吃；猪肚、草鱼、鲢鱼、鳙鱼、带鱼、河虾、海参应少吃。

蛋、乳、糖、油脂类：鸭蛋、鹌鹑蛋、鸡蛋可多吃；牛乳、羊乳、蜂蜜、蜂王浆可适饮；白砂糖、红糖可适量选吃，饴糖少吃；芝麻油、花生油、葵花籽油、麦胚油可多食用；豆油、菜籽油、牛油少吃。

饮料：决明子茶、绿茶、菊花茶、红茶，宜少量饮用，且不要太浓；忌酒、咖啡；少饮用茉莉花茶、玫瑰花茶。

调味料：花椒、胡椒、芥末、茴香忌用。

以上是6种体质类型的主要特征和饮食宜忌，大家可根据自己与常体的不同，特别是最突出的一些表征，从面色、舌苔舌质、怕冷怕热、大小便情况、身体感觉等多方面，针对不同点，与寒、热、倦、湿、淤5种病理体质的基本表征去对照，找出最接近自己的一个基本体质类型，然后再去进行食物选用和食养。

第三节　食品类型及所含营养物质

1. 肉禽类

人们常说的肉类指猪肉、牛肉、羊肉、鸡肉、鸭肉及动物内脏等，肉禽类蛋白质的含量为15%～23%，瘦肉是完全蛋白质的丰富来源，它包含人体所需的各种必需氨基酸，数量充足，容易被人体消化吸收利用。它含有植物性食品所缺少的精氨酸、组氨酸、赖氨酸、苏氨酸及蛋氨酸。

肉类含有人体所需的铁、铜、锌、磷、钾等矿物质，一般瘦肉含无机盐比肥肉多，而且瘦肉中维生素 B_1 的含量也较多。动物内脏也属肉类，其中肝脏的营养价值特别高，能够提供丰富的铁、维生素 A、维生素 B_2 和烟酸。

动物脂肪成分主要是各种脂肪酸、甘油三酯和少量卵磷脂、胆固醇、游离脂肪酸等，其中多为饱和脂肪酸，含量为10%～30%，肥肉较瘦肉提供的能量高。牛肉的脂肪含量相对较低，蛋白质、铁、铜的含量较高。

2. 水产类

提到水产品人们就会想到鱼、虾、贝、蟹等，特别是鱼肉，它容易被人体咀嚼、消化和吸收，是老人、儿童非常喜欢的食物。

鱼肉中含有优质蛋白质，含量为15%～20%，按单位重量计算，鱼肉的蛋白质含量超过牛奶和鸡蛋，可与牛肉和羊肉媲美。鱼肉蛋白质的必需氨基酸的组成比例较牛、羊肉等更接近于人体的需要。多数水产品的脂肪含量为1%～3%，而且多为不饱和脂肪酸，比动物肉类更容易消化吸收。

和畜肉相比，鱼肉中无机盐主要是钙、磷、钾的含量相对高些，为1%～2%；氟、氯、钠的含量，海鱼高于淡水鱼，海鱼含碘特别丰富。

鱼肉中含有维生素 B_{12}，鱼肝油中含有丰富的维生素 A 和维生素 D，这些维生素都有促进儿童生长发育的作用。

3. 蔬菜类

蔬菜是人们日常生活中必不可少的营养食品之一，含有丰富的营养成分。蔬菜类品种很多，包括根茎类、野菜类、瓜果类、鲜蘑类和鲜豆类。

蔬菜类含水分多，蛋白质含量少，一般为1%～2%，只有鲜豆类和鲜蘑类含量高一些。大部分蔬菜类含能量较低，只有含淀粉多的根茎类蔬菜含能量高一些。蔬菜类是维生素、无机盐和膳食纤维的主要来源。各种绿叶蔬菜（油菜、菠菜、小白菜等）和根茎类蔬菜（土豆、山药、胡萝卜、芋头、莴笋、藕等）都含有丰富的维生素C、胡萝卜素和维生素B_2，而且蔬菜的颜色越深，含维生素越多。瓜果类蔬菜如辣椒、苦瓜、柿子椒、黄瓜、西红柿等含胡萝卜素和维生素C较高。鲜豆类维生素B_1含量较高。

蔬菜类也是人体无机盐的重要来源，绿叶蔬菜中含有丰富的钙、磷、铁、镁、铜、碘等，无机盐参与人体重要的生理功能。

蔬菜中还含有各种各样的膳食纤维，在体内促进消化液的分泌及增进肠蠕动，促进粪便排出，减少胆固醇的吸收，维护身体健康并预防动脉粥样硬化。

4. 水果类

水果可以分为新鲜水果、坚果和种子类。种子类包括花生、杏仁、芝麻、莲子等。新鲜水果中蛋白质的含量极少，约为1%，但坚果中含量较高。鲜果中的能量也很低，干果中因蛋白质和脂肪的含量较高，所以能量也很高，而且脂肪中不饱和脂肪酸含量也较高。鲜果中无机盐的含量很少，只含有少量的钙、铁、磷、铜等，而干果中无机盐的含量较高。

新鲜的水果中维生素C的含量非常丰富，味道越酸，维生素C的含量越高。柠檬、苹果、柑橘、鲜枣、红果含有较高的维生素C。红、黄色水果如橘、柑、红果等含胡萝卜素也较高。干果中B族维生素含量较高。水果除提供维生素和无机盐外，还含有多种有机酸，如柠檬酸、苹果酸等，有助于促进食欲，帮助消化。水果中的果胶可帮助人体排出多余的胆固醇。

5. 蛋类

蛋类是深受人们欢迎和广泛食用的食品，其营养丰富，食用又方便。蛋白质含量高，13% ~ 15%，属于完全蛋白质，全蛋的消化率达到了98%。蛋黄比蛋清的蛋白质含量高。

蛋类含脂肪为11% ~ 15%，几乎全部集中在蛋黄里，容易消化吸收，而且含有必需氨基酸和丰富的磷脂、卵磷脂及胆固醇，这些都是人体生长发育和新陈代谢所不可缺少的。

蛋类含有人体所需磷、镁、钙、铜、锌等矿物质，存在于蛋黄中。蛋黄中铁的含量非常高，高达6%，但其吸收利用不如瘦肉和肝脏。蛋类中含有丰富的维生素A、维生素D和B族维生素，多存在于蛋黄中。蛋清中含有抗生物素蛋白和抗胰蛋白酶，经加热煮熟后可将其破坏，因此蛋类不宜生吃。

6. 谷类

谷类包括大米、小米、小麦、高粱、荞麦、燕麦等，谷类中含有碳水化合物、蛋白质、脂肪、无机盐（钙、铁、磷、铜、镁、钾等）、B族维生素等营养成分，为我们提供身体所需的能量。目前，我国居民膳食中60% ~80%的能量是由谷类提供的。但是，谷类中蛋白质的营养价值较低，因此在进食谷类时应搭配着鸡蛋、瘦肉、牛奶、豆制品等食物，发挥互补作用，提高蛋白质的营养价值。

谷类中所含的蛋白质、维生素、无机盐等营养素均存在于外胚、谷皮和外层中。谷类加工越精，营养成分损失就越大。因此，为了保留谷物中原有的营养成分，加工过程要适度。此外，维生素大部分易溶于水，又集中在谷物外皮，在食用前应尽量减少淘洗，更不能浸泡时间过长，以免造成营养成分的流失。

7. 豆类

豆类包括干豆类和鲜豆类。前者有黄豆、黑豆、青豆，在所有的豆类食物中营养价值最高；后者有绿豆、赤豆、芸豆、扁豆、豌豆、豇豆、蚕豆等。豆类的平均蛋白质含量为20% ~25%，黄豆类更高，为30% ~50%，而且品质非常好，其中必需氨基酸的种类齐全，数量丰富，是植物蛋白质中较完全的优质蛋白，近乎动物蛋白质。

黄豆类的脂肪含量高于其他干豆类，约为18%，除提供能量外，还富含不饱和脂肪酸，易于消化吸收，并有降低血清胆固醇的作用。其他干豆类的脂肪含量很少，只占1%。黄豆中含有人体所需的多种元素和维生素，如无机盐中的钙、铁、磷、铜、锌、钾锰及维生素 B_1、B_2 和烟酸、维生素 C 等。

黄豆虽然有很多好处，但需注意的是，吃大豆时要去掉其中极少量不利于健康的物质。几乎所有的豆类都含有抗胰蛋白酶，妨碍人体对蛋白质的消化降解，最好的方法是将黄豆用水浸泡后再煮食，以消除它的不良作用。此外，由于豆类的细胞壁含有粗纤维，使豆类不易被消化酶分解，妨碍消化吸收，如果制成豆腐、豆浆、豆腐脑或其他豆制品，就会大大提高豆类的消化率。

8. 乳类

乳类营养丰富，具有很高的营养价值，除了不含有膳食纤维外，几乎含有人体所需要的各种营养素。乳类蛋白是完全蛋白，含有全部的必需氨基酸，能补充谷类蛋白质氨基酸结构的不足。乳类中含有丰富的钙、磷和钾，能补充钙质，促进生长。奶中还有钠、氯、锰等矿物元素，而铁的含量低。乳类中维生素 A、维生素 B_1 和维生素 B_2 的含量也很高，而维生素 C 和维生素 D 的含量较低。

乳脂中含有必需的脂肪酸、磷脂等，也含有少量的胆固醇。乳脂呈极小脂肪球状，容易消化吸收。在动物乳中，牛乳脂肪球较大，又缺少脂肪酶，相对较难消化。牛乳中含有乳清酸，可降低胆固醇，也适合高血压、冠心病及血脂高的患者饮用。

第四节　食物配伍，让你吃出好心情

由于人的体质不同，在饮食上也有差别，在食物性质上有的人喜欢热饮热食，有的人喜欢凉食冷饮；在口味上有的人喜欢吃甜，有的人喜欢吃酸，有的人喜欢吃咸，有的人喜欢吃辣。在疾病状态下，因有寒热虚实之分，我们更应该根据食物的不同特性进行食疗。所谓食物配伍，就是为增强食物的效用和可食性，常常把两种食物搭配起来食用。

食物配伍基本分为协同配伍与拮抗配伍两个方面。协同配伍就是我们常说的相宜配伍，拮抗配伍就是我们常说的食物相克。

下面先看一下相宜的食物配伍。

1. 蔬菜类与相关食物相宜

海带和豆腐：两者同食可维持体内碘元素平衡。

海带和芝麻：两者同食可美容、抗衰老，并对血液有净化的功效。

菠菜和胡萝卜：两者同食可保持脑血管畅通，明显降低中风的危险。

茶叶、苹果和洋葱：三者都具有保护心脏的功效，同吃可减少心脏病的发病率。

谷物、蔬菜和红葡萄酒：在食用各类谷物、蔬菜的同时，饮用100克的红葡萄酒可以预防肠癌。

生菜和菌菇：两者同食可治疗热咳、痰多、胸闷、吐泻等症状。

芦笋和银杏：两者同食有润肺定喘的功效。

毛豆和丝瓜：两者同食可清热祛痰，防止便秘、口臭及周身骨痛。

豆角和土豆：两者同食可调理消化系统，消除胸膈胀满，还可防治急性肠胃炎、呕吐腹泻等。

莴笋和蒜苗：两菜配炒有利五脏、顺气通脉、健筋骨、洁齿明目、清热解毒等功效，还可防治高血压。

油菜和豆腐：两者同食有清肺止咳的功效。

菊花和丝瓜：两者长期同食可清热、洁肤、除雀斑。不仅有祛风化痰、清热解毒、凉血止血的功效，还可抗病毒和预防病毒感染。

白菜和辣椒：两者同食可以促进肠胃蠕动，帮助消化。

菊花和银耳：两者同食可治疗喉痛。银耳具有滋养强壮、镇静、止血的作用。

西兰花和洋菇：两者同食可滋补元气，润肺、化痰，改善食欲不振等状况。

豆腐干和韭菜：两者同食是素食者最好的蛋白质补充来源。

茄子和肉：两者同食可维持血压，加强血管的抵抗力，对防治紫癜症也有帮助。

黄瓜和豆腐：两者同食可辅助治疗高血压、肥胖症、水肿、咽喉肿痛等。

豆腐和韭菜：两者同食对阳痿、阳衰、早泄、遗精、遗尿、妇女阳气不足、大便干燥、癌症患者有疗效。

白菜和豆腐：两者同食可辅助治疗大小便不利、咽喉肿痛、支气管炎等。

金针菇和豆腐：两者同食可辅助治疗营养不良、高脂血、高胆固醇、血管硬化等。

油菜和虾仁：两者同食有消肿散血、清热解毒、补肾阳等功效。

白菜和猪肉：两者同食可辅助治疗营养不良、贫血、头晕、大便干燥等。

莲子和地瓜：同做成粥，食之可辅助治疗大便干燥、习惯性便秘、慢性肝病等，此粥还具有美容功效。

冬瓜和火腿：两者同食可利尿，对前列腺炎症有疗效。

豌豆和蘑菇：两者同食可以消除油腻引起的食欲不佳。

黄花菜和黄瓜：两者同食可补虚养血，利湿消肿。

南瓜和莲子：两者同食可辅助治疗糖尿病、冠心病、高血压、高脂血、肥胖、便秘等。

榨菜和黄豆芽：两者同食可美肤及增强免疫功能，还可抗癌。

茄子和苦瓜：两者同食有清心明目、益气壮阳、延缓衰老、去痛活血、清热消肿、解痛利尿等功效，是心血管病人的理想蔬菜。

竹笋和猪肉：两者同食有爽胃的功效，对糖尿病、便秘、咳嗽等症有辅助疗效。

芦笋和色拉：两者同食可消除疲劳，促进肠胃蠕动，并可美化肌肤。

蒜薹和木耳：两者同食有益气养胃润肺、凉血止血、降脂减肥等功效。

豆苗和猪肉：两者同食有利尿、止泻、消肿及预防糖尿病等功效。

莴笋和黑木耳：两者同食有益气养胃润肺、降脂减肥及降血压等功效。

菜花和西红柿：两者同食能清血健身，增强抗毒能力，预防疾病，也可治疗胃肠溃疡、便秘、皮肤化脓及预防牙周病。

蒜和生菜：两者同食可清理内热，具有杀菌、消炎、防止牙龈出血及坏血病等功效。

西兰花和香菇：两者同食是坏血病、胆固醇、高血压、肾炎、尿蛋白症、糖尿病患者的首选。

卷心菜和海米：两者同食对动脉硬化、结石、便秘、肥胖症等有疗效。

银耳和木耳：两者同食有益气润肺、养血养荣的作用，对治疗慢性支气管炎和肺心病也有很好的效果。

黄瓜、马铃薯和西红柿：三者同食有和胃、健脾、益气、消炎解毒等功效，且有润肤、延缓衰老的作用。

木耳和豆腐：两者同食可防治高血压、高脂血、糖尿病、心血管疾病。

青蒜苗和豆腐干：两者同食可益气、利脾胃，有杀菌、消炎、降低胆固醇、防止血管硬化的特殊功效。

黄瓜和木耳：两者同食可平衡营养，有减肥的功效。

茄子和黄豆：两者同食可通气、顺肠、润燥、消肿，有平衡营养的功效。

香菇和菜花：两者同食利肠胃、开胸膈、壮筋骨，并有较强的降血脂的功效。

鲜蘑和豆腐：两者同食不仅可作为营养丰富的佳肴，而且是抗癌、降血脂、降血压的良药。

凤尾菇和木瓜：两者同食有补脾益气、减肥、降血压等功效。

口蘑、草菇和平菇：三者同食具有滋补、降压、降脂、抗癌的功效，是心血管病、肥胖病患者的理想食品。

木耳和海带：两者同食有清热解毒、补中生津、降压、防动脉硬化、减肥等功效。

冬瓜和口蘑：两者相配成菜有利小便、降血压等功效。

蘑菇和油菜：两者同食有抗衰老、减少脂肪在体内的堆积及润肤的作用。

豆腐和草菇：两者同食有利于脾胃虚弱、食欲不振者营养吸收，可作为高血压、高脂血患者的辅助食疗菜肴。

绿豆和南瓜：两者同食有很好的保健作用，能降低糖尿病人的血糖，且有补中益气的功效。

芦荟和木耳：两者同食有通便清热、杀虫等功效，对糖尿病的治疗有很显著的疗效。

蘑菇和扁豆：两者同食能健肤、长寿，也有提高人体免疫力、补气益胃、理气化痰等功效。

青椒和苦瓜：两者同食有解除疲劳、清心明目、益气壮阳、延缓衰老等功效。

海带和排骨：排骨配海带炖食，可为患全身性或以四肢为主的局部性皮肤瘙痒患者解除痛苦。

豆腐和油菜：两者同食具有滋阴补肾、增白皮肤、减肥健美等功效。

玉竹和豆腐：两者同食能温暖身体、消除疲劳、美肌益颜。

核桃仁和芹菜：两者同食有润发、明目、养血、益智等功效。

蒜和黄瓜：两者同食可以抑制糖类转变为脂肪、降低胆固醇，对怕胖或减肥者十分有益。

蛋白和蘑菇：两者同食有补气益胃、滋阴润燥等功效。

芹菜和西红柿：两者同食可健胃消食，对高血压、高脂血患者尤为适宜。

蘑菇、青豆和腐竹：三者同食有补气益胃、清热解毒、健身宁心、保护血管等功效。

豆腐和虾仁：两者同食容易消化，对患有高血压、高脂血、动脉硬化的肥胖者尤其适宜，更适合老年肥胖者食用。

冬瓜和海带：两者同食有降压、美容瘦身等功效。

空心菜和红椒：两者同食可以降血压、止头疼、解毒消肿，还可防治糖尿病和龋齿病。

豆腐皮和香菜梗：两者同食可以促进麻疹透发，亦可健胃，驱风寒，除尿臭、阴臭。

牛奶和菜花：两者同食具有美化肌肤的功效。

蚕豆和枸杞：两者同食对腰酸背痛、糖尿病、头昏耳鸣、两目模糊有一定的治疗作用。

大米和绿豆：绿豆与白米煮成粥，食之有利水消肿、润喉止渴等功效。

2. 果品类

草莓和牛奶：两者同食可清凉解渴、增加营养、养心安神。

莲子和木瓜：两者同食很适合高血压、冠心病患者，对产后虚弱、失眠、多梦也有一定疗效。

桑葚和粳米：两者同煮粥食用可补肝益肾、养血润燥，还对脑力疲劳、精力不集中、多梦、失眠等有一定疗效。

桂圆和人参：两者做成饮品饮用，可使身体保暖、增强体力。

葡萄和枸杞：两者搭配食用是补血良品。

绿茶、薄荷和西瓜：三者搭配煮茶饮用，有清热解毒、利尿等功效。

木瓜和牛奶：做成木瓜牛奶，有养颜、润肤等功效。

牛奶和苹果：两者同食有清凉解渴、生津除热、抗癌防癌等功效。

红枣和牛奶：两者做成粥有补虚、止渴、润大肠、养心脏、解热毒等功效。

栗子和红枣：两者同食有益于肾虚者、腰酸背痛者、腿脚无力者、小便频多的患者。

桃子和牛奶：两者同食有滋养皮肤的功效。

红枣和核桃：两者同食有补血、益智、抗衰老的功效。

牛奶和柑橘：两者同食营养丰富，有清凉解渴，抗癌防癌等功效。

猕猴桃和酸牛奶：两者同食可促进肠道健康，帮助肠内益生菌的生长，有利于便秘的纾解。

芦荟和柠檬：两者同食可帮助口腔产生唾液，也有抑制炎症、去除疼痛等功效。

3. 禽肉、蛋类

鸡肉和绿豆芽：两者同食可以降低心血管疾病及高血压病的发病率。

鸡肉和竹笋：两者同食能暖胃、益气、补精、填髓，还具有低脂肪、低糖、多纤维的特点，适合体态较胖的人。

鸡肉和红豆：两者同食有湿中益气、补血、明目及活血泽肤等功效。

鸡肉和人参：两者同食有填精补髓、活血调经等功效。

鸡肉、萝卜和枸杞：三者同食是老年人、心血管疾病者良好的高蛋白食品。

鸡肉和栗子：两者同食有补脾造血等功效，是营养佳品。

三七和乌鸡：两者同食对因气血不足而引起的身体虚弱、面色萎黄、苍白等症，具有较好的补益作用。

鸡肉和冬瓜：两者同食有清热利尿、消肿轻身的作用。

鸡肉和菜心：两者同食有健脾益胃、填精补髓、活血调经等功效。

鸡肉和松子：两者如用植物油拌炒，更能提高维生素 E 的摄取，是补充维生素 E 的佳膳。

鸡肉和洋葱：两者同食有抗癌、杀菌消炎、降血压、降血糖血脂、暖胃、强腰健骨等功效。

鸡肉和辣椒：两者含有丰富的蛋白质、维生素和矿物质，同食对儿童的生长发育很有帮助。

鸡肉和金针菇：两者同食可防治肝脏肠胃疾病，开发儿童智力，增强记忆力及促进生长。

鸡肉、豆角和木耳：三者同食有补肾止泻、益气生津、养胃润肺、降脂减肥等功效，对高血压、高脂血、糖尿病、心血管病有防治作用。

鸡翅和油菜：两者同食对强化肝脏及美化肌肤非常有效。

鸡腿、面条和当归：三者同食可以增强造血能力，改善贫血状况。

鸡血和菠菜：两者同食，既养肝又保肝，对患有慢性肝病者尤为适宜。

鸡蛋和百合：两者同食有滋阴润燥、清心安神的功效，又可消火、祛痰、补虚，加冰糖效果更佳。

鸡蛋和韭菜：两者混炒，可以起到补肾、行气、止痛的作用，对治疗阳痿、尿频、肾虚、痔疮及胃痛亦有一定疗效。

鸡蛋和菠菜：两者同食可使营养素更加丰富，孕妇常吃可预防贫血。

鸡蛋和苦瓜：两者同食可使铁质吸收得更好，有健胃的功效，也可辅治疗胃气痛、眼痛、感冒、伤寒和小儿腹泻、呕吐等症。

鸡蛋和羊肉：两者同食不仅滋补营养，还能够促进血液的新陈代谢，减缓衰老。

山药和鸭肉：两者同食可消除油腻，还可起到滋阴补肺的效果。

白鸭、地黄和山药：三者同食有滋阴养胃、清肺补血、利尿消肿、清热凉血等功效。

酸菜和鸭肉：两者同食有滋阴养胃、清肺补血、利尿消肿、杀菌治寒腹痛等功效。

水鸭和金银花：两者同食有滋润肌肤、消除面部暗疮及多种皮肤病等功效。

4. 畜肉类

猪肚和豆芽：两者同食不仅可洁白皮肤及增强免疫功能，还有抗癌的功效。

猪肉和芋头：两者同食有生津、健肠、止泻等功效，并对保健和预防糖尿病有较好的作用。

猪肉和蘑菇：两者同食具有补脾益气、润燥化痰、预防糖尿病等功效。

猪腰和黑木耳：两者同食可降低心血管病发病率，起养颜、抗衰老的作用，还具有益气补血、润肺镇静等功效。

竹笋和猪腰：两者同食具有滋补肾脏和利尿的功效。

莲子和猪肚：两者同食有助于气血虚弱的身体瘦弱者恢复体质。

菠菜和猪肝：两者同食可防治老年贫血及一般性贫血。

猪肝和白菜：白菜清热，猪肝补血，两者同食十分调和滋润。

猪肉和泡菜：两者同食可使蛋白质、脂肪及钙、磷、铁等矿物质更丰富，适合妊娠早期食用。

胡萝卜、黄芪、猪肚和山药：四者同食特别适合脾胃虚弱、消化不良、肌肉消瘦的女性。

猪肉和萝卜：两者同食有消除胃满肚胀、食积不消、饮酒过量、便秘等功效。

猪肉和南瓜：两者同食对保健和预防糖尿病有较好的作用。

枸杞和猪肉：两者同食有清热消毒、美化肌肤等功效。

排骨和山楂：两者同食有祛斑消瘀的功效。

大蒜和牛肉：两者同食可延长维生素 B_1 在人体内的停留时间，可消除身体疲劳、增强体质。

土豆和牛肉：土豆与牛肉同煮，不但味道好，而且土豆含有丰富的叶酸，它起到保护胃黏膜的作用。

生姜和牛肉：两者同食可治寒腹痛、驱寒保暖。

牛肉和芋头：两者同食可以防治食欲不振及便秘它们含有丰富蛋白质，可防止皮肤老化。

牛肉和芹菜：两者同食可补脾胃、滋补健身，营养价值高。

牛肉、白萝卜和洋葱：三者同食具有健脾、滋养皮肤、帮助睡眠等功效。

牛肉和大葱：两者同食对风寒感冒、头痛鼻塞、面目水肿、疮痛跌打者有疗效。

牛肉和陈皮：陈皮炒牛肉可以促进食欲、增强体力。

牛肉和鸡蛋：两者同食不仅滋补营养，还能够促进血液的新陈代谢，延缓衰老。

羊肉和生姜：两者同食可生暖，能辅治腹痛、胃寒。

羊肉和香菜：两者同食适宜于身体虚弱、阳气不足、性冷淡、阳痿等症者。

兔肉和枸杞：两者同食有滋补肝、肾、肺，清肝去火等功效，也对腰酸背痛、头昏耳鸣有一定的治疗作用。

兔肉和大葱：两者一起烹饪是绝好的美容食品，还有降血脂的功效。

5. 水产品类

米醋和鲤鱼：鲤鱼有清水之功，米醋有利湿之效，两者同食利湿的功效则更好。

蛤蜊和豆腐：两者同食可清热解毒，利尿消肿，并能使皮肤变得细嫩，也可治气血不足。

咖喱和鳕鱼：两者同食易消化，适合体质差者调养身体，或做婴幼儿营养补充食品。

竹笋和鲍鱼：两者同食可滋阴益精，清热利尿，适用于阴虚内热引起的体热、干咳，对白内障也有一定疗效。

泥鳅和豆腐：两者同食可清热解毒，亮丽皮肤，尤其适合脾胃虚弱、气血不足、食少乏力、体虚者食用。

乌鱼和黄瓜：两者同食可清热利尿，健脾益气，健身美容。

甲鱼、桂圆和山药：三者同食有补脾胃、益心脏、滋肝肾等功效。

鲫鱼和黑木耳：两者同食有温中补虚利尿的作用，很适合减肥的人和老年体弱者食用，常吃也有润肤养颜和抗衰老的作用。

鱿鱼和木耳：两者含丰富蛋白质、铁质及胶原质，同食可使皮肤嫩滑且有血色。

白菜和鲤鱼：两者同食营养丰富，对孕妇妊娠水肿有辅助疗效。

木瓜和带鱼：两者同食有营养、补虚、通乳等功效。

豆腐和鱼：两者同食可提高人体对钙的吸收率，还可预防儿童佝偻病、老年人骨质疏松症等多种骨病。

虾米和芹菜：两者同食既可补充营养，又有瘦身的作用。

鲢鱼头和豆腐：两者同食有美容效果，对体虚型肥胖者来说是可常食的佳肴。

青鱼和银耳：两者同食可对虚胖者有及时调养的作用。

甲鱼和冬瓜：两者同食具有生津止渴、除湿利尿、散热解毒、滋润皮肤、保肝明目等功效，多吃也有助于减肥。

章鱼和猪蹄：章鱼与猪蹄同炖食可益气养血、润泽肌肤和保持健美。

蜜糖和甲鱼：两者同食可强身，对心脏病、肠胃病、贫血均有疗效，还能预防衰老。

豆苗和虾仁：两者同食对体质阴寒怕冷、低血压、食欲不振、精力衰退等症状均有食疗效果。

虾仁和韭菜花：两者同食可以治夜盲症、眼干燥症，还可杀菌驱虫，治便秘。

海鲜和鸡蛋：海鲜类食物与鸡蛋炖食，将使蛋白质更加丰富，儿童宜多食。

白菜和虾仁：两者同食可预防便秘、痔疮及结肠癌等。

木耳和红糖：将两者做成饮品，除补血外，还能促进末梢血液循环。

有的人在情绪不好的时候喜欢狂饮暴食，这固然可以在一定程度上释放负面情绪，却也会给自己的身体带来不良的影响。其实，合理的饮食可以缓解人们的负面情绪，食物和情绪密切相关。只要吃得对，吃得好，远离负面情绪就在不经意间。

很多人都有过这样的经验：当心情跌到谷底时，就想买一包薯片来吃；当压力特别大时，就特别想吃甜食。

这其实不是一是情绪化的偶然现象，而是生理上的自然机制使然。生理研究发现，人在处于某种情绪状态时，体液当中会有特定的因子数量增高或降低。这些因子可能是激素、蛋白分子、维生素或其他化学物质，科学家将它们统称为“情绪激素”。我们每天吃掉的食物当中，有一些在体内消化过程中会影响“情绪激素”的代谢，甚至直接产生类似的化学物质，从而潜移默化地影响人们的情绪。

研究人员发现，食物对情绪的影响力在于食物中的一些成分可以改变血液中某些神经递质的浓度水平。所谓的神经递质，是一些可以携带一定身体信息的化学“信使”，它们来往于神经细胞之间，传递诸如焦虑、忧郁、警觉、轻松等各种各样的情绪信息。

影响我们情绪的主要有两类神经递质：5－羟色氨类和肾上腺素类，前者主要影响情绪，后者影响动机，许多抗抑郁药物就是通过调节它们水平的高低来达到疗效的。

根据美国麻省理工学院科学家的理论，食物中的一些营养素正是这些神经递质的前体，当身体摄入这些营养素之后，通过体内加工，可以形成相应的神经递质，一定量的营养素可以产生一定量的神经递质，从而影响它们在体内的浓度水平，最终影响了我们的情绪。所以，尽管实际情况相当复杂，但从理论上讲，我们可以通过调节食谱来调节自己的情绪。

那么，我们如何才能既吃得开心，又吃出自己的好情绪呢？下面就是一些有效的方法：

首先，吃出积极的情绪。因为蛋白质在体内被分解成各种氨基酸，其中的一种可以提高某类神经递质的含量，从而提高人的警觉性，并强化做事的动机，使人处于比较主动的情绪当中。所以，多吃高蛋白的食物可以增强我们的积极情绪。鱼、禽、肉、蛋就是这类的代表，奶和豆腐也是不错的选择。

其次，吃出愉快的心情。碳水化合物能够刺激复合胺的分泌，令人安静，甚至产生睡意。用碳水化合物食物改善情绪的正确做法是：选择那些需要比较长时间消化吸收的谷物、麦片和水果，它们可以使血糖长时间维持在一定的浓度上，让人们的心情稳定而愉快。

再次，吃出温和的性格。长期保持清淡饮食的人，性情比较温和。美国麻省理工学院的生物学家证实，这是因为蔬菜、水果中含有大量血清素，其具有让人增强睡意的能力，能降低人的攻击性。

最后，吃出勤快的行为。血豆腐加青椒。血豆腐含有人体最易吸收的血红素及铁，再加上青椒富含维生素 C 帮助铁的吸收，两者的配合对于赶走慵懒情绪绝对是事半功倍。

与情绪对健康的影响相对，食物会时时影响着我们的情绪。只要做出科学的安排，我们就可以从一日三餐中“吃掉”烦恼，“吃出”稳定情绪。

第五节　避免食物相克，吃出健康

《黄帝内经》中对食物与食物的配伍也有一些忌讳，其医学道理虽不充分，但在药膳应用中可作些参考。

生活中常见的食物配伍相克有：

1. 蔬菜类与相关食物相克

芥菜与兔肉：这两种食物如果同食，对人体极为不利。

芥菜与鲫鱼：芥菜与鲫鱼同食，可能会引发水肿。

菠菜与豆腐：菠菜与豆腐同烹饪，会生成不溶性的沉淀，影响人体对钙的吸收。

莴苣与蜂蜜：二者同食易导致腹泻，儿童尤其不要吃。

菠菜与鳝鱼：二者食物药性的性味功能不协调，同食也容易导致腹泻。

竹笋与羊肝：竹笋与羊肝同炒时，可能会产生一些对人体有害的物质，并破坏了其中的营养素，如维生素A。

南瓜与羊肉：二者同食久食，可能会导致胸闷腹胀和身体不舒。

金瓜与虾：虾与金瓜性味功能不合，而且二者生化成分复杂，合食不利身体健康。

金瓜与螃蟹：二者都属寒凉之物，同食有损肠胃。

金瓜与黄鳝：二者同食则营养互相抵消，无益于身体健康。

葱与狗肉：二者配食，益增火热，使鼻出血症状加重。

葱与蜂蜜：这两种食物如果同食，易损害肠功能。

韭菜与蜂蜜：蜂蜜与韭菜的食物药性相反，二者最好不要同食。

蚬、蛤、毛蚶、蟹与芹菜：蚬、蛤、毛蚶、蟹若与芹菜同食，可将其中的维生素B_1全部破坏。

芹菜与黄瓜：黄瓜与芹菜同食，会使芹菜的维生素C被分解破坏，营养价值会降低。

大蒜与蜂蜜：大蒜性质与蜂蜜相反，所以大蒜不宜与蜂蜜共食。

辣椒与胡萝卜：胡萝卜与辣椒同食，会降低辣椒的营养价值。

黄瓜与花菜：花菜与黄瓜配炒或同吃，花菜中的维生素C将被黄瓜中的维生素C分解酶破坏。

黄瓜与西红柿：西红柿不宜与黄瓜配食或同炒，黄瓜中的分解酶会将西红柿中的维生素C破坏掉。

黄瓜与柑橘：柑橘与黄瓜配食，橘中维生素C会被黄瓜中的分解酶破坏。

黄瓜与辣椒：二者同食，辣椒中的维生素C会被黄瓜中的分解酶破坏，降低了营养价值。

辣椒与南瓜：南瓜亦含维生素C分解酶，能破坏辣椒中的维生素C，所以二者不宜配食。

茄子与螃蟹：二者同属寒性，共食有损肠胃，常导致腹泻，特别是脾胃虚寒的人更应忌食。

花生与黄瓜：黄瓜与花生仁同食多食，极易导致腹泻。

花生与毛蟹：二者同食易导致腹泻。

萝卜与橘子：萝卜等十字花科蔬菜被摄食后，可迅速产生一种叫硫氰酸盐的物质，并很快代谢为一种抗甲状腺的物质——硫氰酸。此时，人体若摄入含大量植物色素的水果，如橘子、梨、葡萄等，这些水果中的类黄酮物质在肠道被细菌分解，即可转化为羟苯甲酸及阿魏酸。它们可以加强硫氰酸抑制甲状腺的作用，从而诱发或导致甲状腺肿。

2. 果品类与相关食物相克

香蕉与芋头：这两种食物如果同食，对人体极为不利。

含鞣酸的水果与鱼虾：如果吃完鱼、虾后，马上就吃柿子、葡萄、山楂等含鞣酸较多的水果，会有害于健康。

生姜与蜂蜜：二者同食易致腹胀、腹泻。

梨与开水：吃梨喝开水，一冷一热刺激肠道，易致腹泻。

柿子与螃蟹：二者同食可能会出现腹痛、呕吐或腹泻等症状。

柿子与章鱼：二物同食，可引起呕吐、腹痛、腹泻等。进食丰富的蛋白食物后不宜马上吃柿子。

柿子与紫菜：同食会导致胃肠道不适。

柿子与海带：同食会导致胃肠道不适。

柿子与酒：二者不宜同食，否则久之就会成病。

核桃与酒：二者同食易致血热。特别是有咯血宿疾的人，更应忌食。

柑、橘与螃蟹：三者同食，久必致痰凝而气滞。气管炎患者更要忌之。

西瓜与油果子：二者同食，易发生呕吐。

甜瓜与田螺：二者同食易引起肚痛。

山楂与猪肝：二者同食会降低营养价值。

山楂与海味：二者同食可能会引起腹痛、恶心、呕吐等症状。

3. 畜肉类与相关食物相克

牛肉与猪肉：二者一温一寒，性味相抵，不宜同食。

牛肉与白酒、韭菜、薤、生姜：白酒、韭菜、薤、生姜，皆大辛大温之品，配以牛肉会使人发热动火，诱发牙齿炎症。

牛肝与鲇鱼：二者同食会产生不良的生化反应，不利于人体健康。

牛肉与栗子：二者同炒会削弱栗子的营养价值，还会引起呕吐。

羊肉与西瓜：这两种食物如果同食，对人体极为不利。

羊肉与梅干菜：这两种食物如果同食，会使心情烦闷。

羊肉与生鱼片：二者同食易发生不良反应。

羊肉与豆酱：二者功能相反，所以不宜同食。

羊肉与荞麦面：荞麦味甘平，性寒，清热敛汗，而羊肉大热，功能正好相反，不宜同食。

羊肉与醋：醋的食物药性与酒相近，宜与寒性食物如鱼、蟹等相配食，而羊肉大热，所以不宜配醋。

猪肉与羊肝：羊肝有膻气，与猪肉共同烹炒，则易生怪味，很难吃。

猪肉与芫荽：一耗气，一无补，故二者配食，于身体有损而无益。

猪肉与田螺：二者同属凉性，且滋腻易伤肠胃，不宜同食。

猪肉与豆类：豆类与猪肉不宜搭配同食，否则影响肉类蛋白的消化吸收。

猪肝与鹌鹑肉：鲜猪肝与鹌鹑肉同烹，会发生复杂的化学反应，产生一些不利于人体的物质。

猪肝与菜花：菜花中含有纤维素中的醛糖酸残基，可与猪肝中的铁、铜、锌等微量元素形成螯合物，而降低人体对这些元素的吸收。

猪肉与菱角：这两种食物如果同食，易引起腹痛。

狗肉与绿豆：这两种食物如果同食，对人体极为不利。

狗肉与大蒜：大蒜与狗肉同食助火，易上肝气，特别是对于阳盛素质的人更当忌食之。

狗肉与鲤鱼：狗肉与鲤鱼同食会产生不利于人体的物质。

狗肉与茶：吃狗肉后如果立即饮茶，就会减弱肠蠕动，导致便秘，还会使有毒物质和致癌物滞肠内，不利于健康。

兔肉与小白菜：这两种食物如果同食，易引起腹泻和呕吐。

兔肉与姜：二者味性相反，寒热同食，易致腹泻。

兔肉与鸡蛋：二者同炒共食，易引起腹泻。

兔肉与橘子：吃兔肉后，不宜马上吃橘子，否则易致腹泻。

4. 禽肉类与相关食物相克

鹅肉与鸭梨：二者同食易生热病。

鹅肉与鸡蛋：二者同食会伤元气。

鸡蛋与味精：炒鸡蛋放味精会破坏和掩盖了鸡蛋的天然鲜味。

鸡肉与芥末：二者同食，助火热，伤人元气。

鸡蛋与豆浆：不少人喜欢吃鸡蛋喝豆浆，或者用豆浆冲鸡蛋，其实这都是不科学的，二者不宜同食，因为，鸡蛋的蛋清里含有黏性蛋白，它可以同豆浆中的胰蛋白酶结合，使蛋白质的分解受到阻碍，降低人体对蛋白质的吸收率。

鸡肉与兔肉：二者同食易刺激肠胃道，导致腹泻。

鸭肉与鳖：鳖性冷，易发水病，而鸭肉也属凉性，故二者不宜同食。

5. 水产类与相关食物相克

黄鱼与荞麦面：荞麦性寒，黄鱼多脂，都是不易消化的食物，二者不宜同食。

鳗鱼与牛肝：二者同食易产生不利人体的生化反应，多食常食有损健康。

鲤鱼与赤小豆：赤小豆甘酸咸冷，功能是下水肿利小便，解热毒散恶血，而鲤鱼亦能利水消肿，二者同煮，利水作用更强。虽然鲤鱼赤小豆汤能治肾炎水肿，但这是针对病人而言，正常人不可食用。

螃蟹与泥鳅：泥鳅药性温补，蟹的药性冷利，功能相反，所以二者不宜同吃。

螃蟹与冷食：冷食指夏季冷饮，如冰水、冰棍、冰激凌等，寒凉之物易使肠胃温度降低，与蟹同食必致腹泻。

田螺与冰制品：食用田螺后再饮冷水或食用冰制品易导致消化不良或腹泻。

田螺与木耳：木耳中含类脂质及胶质，会与田螺中的一些生物活性物质起不良反应，从食物药性来说，寒性的田螺与滑利的木耳同食，不利于消化。

田螺与香瓜：二者同食有损肠胃并有轻度腹泻。

鳖肉与苋菜：苋菜和鳖肉性冷，二者同食难以消化，可能会形成肠胃积滞。

6. 调料类与相关食物相克

芥末与鸭梨：这两种食物如果同食，易发呕。

芥末与鸡肉：这两种食物如果同食，会伤元气。

酱与鲤鱼：鲤鱼与麦酱合食，久之必发口疮。

醋与猪骨汤：在炖骨头汤时加醋，会影响人体对营养的吸收。

醋与海参：烹制海参时加醋，会使菜汤中的 pH 值下降，海参吃起来口感、味道变差。

醋与青菜：烹调青菜时，如果加入酸性佐料，会使其营养价值大减。

碱与菜：菜心中含丰富的维生素，而维生素 C 在碱性溶液中易氧化失效。

碱与煮粥：在煮粥时如果经常放碱，就会使粥里缺乏维生素 B_1、维生素 B_2 和维生素 C。

第六节　合理膳食，纠正性格偏执

我们每天所吃的食物，不仅能够提供身体所需的各种营养，还会影响人的精神状态和性格。根据科学研究，合理的饮食习惯和膳食结构，能纠正人们性格上的偏执。例如，情绪不稳定的人往往是酸性食物摄入过多，缺乏维生素 B 和维生素 C 所致。下面针对一些不同性格的人给予一些饮食建议。

1. “胡乱猜疑”者

胡乱猜疑性格的人，喜欢整天疑神疑鬼，搞得自己精神紧张、寝食不安，既有损自己的身体健康，也影响别人的正常生活，容易给周围的亲人或朋友造成伤害。具有此性格偏执的人应该多吃些诸如蛋类、鱼类、牛肉及牛奶制品等含高蛋白的食物。如果能坚持每天进食此类食物，胡乱猜疑的性格缺陷就会逐渐得到改善。

2. “顽固不化”者

顽固不化其实是一种性格偏执，拥有这种类型的人，往往不容易和周围的人和睦相处，影响工作和生活。固执性格的人应该注意少吃咸盐，多吃鱼类食物，特别要多吃生鱼片，还要适量吃些其他肉类食物及以绿色和黄色为主的蔬菜。

3. “消极依赖”者

消极依赖型的人缺乏独立性，耐受力差，依赖性强，不易在工作和生活上取得成功、获得幸福。此类人应该适当节制甜食，如蛋糕、甜饮料等；要多吃一些含钙和维生素 B 比较丰富的食物，例如小麦胚芽、大豆制品、羊肉以及鱼、贝类等。这些食物有加强独立性及耐受力的作用。

4. “见异思迁”者

具有见异思迁性格的人，一般喜欢追求新奇，对新事物特别敏感，但是往往做事虎头蛇尾，没有坚持到底的精神，因而很难有所成就。此类性格偏执的人，要尽量少吃肉类食物，应该多吃卷心菜、扁豆、辣椒、菜花、苦瓜、番茄、柠檬、柑橘、胡萝卜、田螺、牡蛎、鸡肝等食物。

5. “暴躁易怒”者

我们常说“气大伤身”，生气既伤害自己，又伤害别人。然而偏偏有的人天生暴躁易怒，动不动就火冒三丈，喜欢争吵乃至动手打架。具有此类性格的人应该少吃零食，少摄取盐分和糖分，多吃些含维生素 B 丰富的食物，如茄子、南瓜、黄花菜、豆芽、香蕉、苹果、玉米、莲藕、大蒜、油菜、土豆、鲢鱼、草鱼等，同时要多吃些含钙高的牛奶制品及贝、虾、蟹、鱼和海带等海产品。

6. “优柔寡断”者

有的人遇事喜欢深思熟虑，但是又往往陷于优柔寡断而错失良机，优柔寡断的性格会影响事业的成功。具有这样性格的人应建立以肉食为中心的饮食习惯，同时要特别注意多吃些含维生素A、维生素B、维生素C丰富的水果和蔬菜等食物。

7. “抑郁健忘”者

抑郁健忘的人，常常心情压抑、精神紧张、失眠多梦，时常处于不可名状的恐惧之中，并感到身体疲乏无力。长久如此，身心健康会受到严重的负面影响。此类人平时应该多吃一些干果和甲壳类动物肉，以及柠檬、生菜、土豆、带麦麸的面包和燕麦片等。

8. “内向孤僻”者

内向孤僻性格的人，喜欢独处，独来独往，不善与别人言谈，不善交际，所以少有朋友。他们往往具有遇事从不求人的信念。这使得其难以与周围的人团结协作，不利于工作的顺利进行，少有成功。有这种性格的人要多吃一些蜜糖和果汁，也可少量地饮一点酒。

9. “粗心大意”者

粗心大意性格的人，做事往往丢三落四、虎头蛇尾，让人非常头疼。此类性格的人应避免摄入含水杨酸盐较多的食物，如西红柿、苹果、橘子、杏子等。建议多吃含维生素B丰富的食物，如动物肝脏、胡萝卜、卷心菜、辣椒等，同时，可以多吃糙米及其他粗粮和含锌丰富的食物。

第六章

运动养生——给心灵做有氧运动

运动养生的目的是用活动身体的方式维护健康、增强体质、延长寿命、延缓衰老。中华民族的运动养生是以中医的阴阳、脏腑、气血、经络等理论为基础，以养精、练气、调神为运动的基本特点，强调意念、呼吸和躯体运动相配合的保健活动。传统的运动养生经过历代养生家的不断总结和补充，逐渐形成了运动肢体、自我按摩以练形，呼吸吐纳、调整鼻息以练气，宁静思想、排除杂念以练意的保健方法。

第一节　运动带来身体的积极反应

运动是健康最好的投资方式之一，运动能有效地增强人体器官和系统的功能，练就强健的体魄，同时促进大脑细胞的新陈代谢，使大脑功能得到充分发挥，有效延缓大脑的衰老。每个人保持每天体育锻炼一个小时左右，就相当于给自己的未来投资。

1. 运动可以增强身体的器官和系统的功能

在进行体育锻炼时需要动员身体的全部器官投入到工作中，尤其是神经系统要高度兴奋。因为体育锻炼本来常常需要身体完成比日常活动更为艰巨的任务，只有充分调动全部身心的机能，才能适应体育锻炼的需求。

经过长期的体育锻炼，不仅可以使人肌肉发达，运动有力，而且在神经系统的支配下，动作灵活性、速度及协调性方面也有显著增强。

适度的体育锻炼可以增加人的体力，缓解紧张的情绪，降低胆固醇和血压，有效预防心血管疾病、糖尿病、肥胖症、骨质增生等疾病的发生。

2. 运动可以缓解大脑的疲劳

脑力劳动者在长时间地工作、学习之后，会出现头昏脑涨、健忘失眠、思维不清等症状，这说明大脑比较疲劳，需要休息。而缓解大脑疲劳最有效的一个方法就是运动。

原因在于，运动可以提高脑血流量的31%，保证大脑细胞有充分的营养供给，从而显著改善神经系统的功能。运动可以使体内产生内啡肽，使人精神振奋，提高工作效率，同时，内啡肽也有助于大脑皮层细胞减少不必要的不良刺激，从而有利于大脑皮层细胞功能恢复。运动是对大脑细胞的一种操练，大脑细胞最基本的功能是兴奋和抑制，体育锻炼完成的不外乎是兴奋和抑制的交替进行，所以，运动可以锻炼和加强大脑皮层的活动能力，提高整个大脑皮层的兴奋性。

3. 运动能消除人的烦恼情绪

改善情绪有许多方法，在各种方法中，运动，尤其是耗氧运动，最能消除人的烦恼情绪。因为运动不仅能达到宣泄的效果，也能改善人们身心状态，给身体带来积极的反应。医学研究已经证明，运动可以与振奋情绪的药物相媲美。

心理学家塞伊曾说过，一件坏事不是在任何时候都影响你，一般只在你情绪低落时影响你。而当人们身体状况不好时，很容易情绪低落。所以，如果你不能好好照顾自己的身体，那么就很难享受到拥有它的快乐。

前几年，法国出现了一种新兴的娱乐场所：运动消气中心。没过多久，世界各地也都出现了这种运动消气中心。这些运动消气中心无不宣称，它们能让顾客满腹怨气而来，轻松愉快而归。

这些运动消气中心的主办人大多是运动心理专家和有经验的心理咨询

医生。他们会针对诸如失业、失恋、家庭矛盾等各种问题帮助人们进行情绪调节。由于心理医生的跟踪调查已经表明，运动是缓解抑郁心情的最好方法，所以，这些运动中心均有专业教练、专业心理师。当人们来到运动消气中心后，这些专业人士会告诉来访者如何大喊大叫，甚至大哭大闹、扯毛巾、打枕头、捶沙发、摔东西、骂人等。他们甚至专门为人们设计了一种运动量颇大的“消气操”。有的运动消气中心上下左右都铺满了海绵或者地毯，任人摸爬滚打。

由于大多数生气的人来这里都能够“失意而来，满意而归”，所以这一行业生意日渐兴隆。

为什么运动也能消气呢？因为我们一切的情绪都来自于身体。这就是说，身体状态好了，我们的情绪就会好起来。而运动恰恰能让我们的身体保持在一个良好的状态——研究发现，越是运动就越能产生精力，因为这样才能使大量的氧气进入身体，使所有的器官都活起来。

据伦敦大学的公共健康与流行病学系的研究人员对英格兰的两万名男女进行测试后发现，一个人进行运动的时间越长，就越容易心情舒畅。对一般人来说，要以中等强度的活动为主，活动时，平均心率保持在130次/分左右，运动持续时间为40～50分钟，每周锻炼5～6次，才能收到较好的运动效果。

当前，“郁闷”“无聊”已经成了许多人的口头语。然而，无所事事的时候，人们宁可整天窝在家里上网、睡觉，也不愿意把这些时间花在运动上。

表面上看，无聊是因为“无事可做”，但从心理学角度来看，这其实是源于心理的“空虚感”，而运动是排解郁闷最有效的方式。一般来说，郁闷是由于人体内的生物环境发生变化、某些化学成分聚集增多而导致的，运动则能有效地排解、释放这些化学物质，使人们通过内环境的变化达到改善心境的效果。

显然，要想通过运动释放负面情绪，关键是做一些耗氧运动，比如跑步、骑自行车、快走、游泳等。这些运动可以加快心脏跳动，加速血液循环，改善身体对氧的利用。

需要注意的是，运动不是为了简单的流汗，而是为了打造健康的身体、塑造乐观的生活态度。所以一定不能把它当作负担。

对没有运动习惯的人来说，要避免急于求成，不要一下子就去做非常剧烈的运动，而应逐渐让自己的身体适应运动节奏。否则，会让自己显得非常疲惫，影响好不容易培养起来的运动热情。

无聊郁闷时的“自怨自艾”显然不会让我们的情绪变好，反之，如果能给自己制订一个合适的“运动处方”，一方面可以给健康加分；另一方面，也能更快地让自己充实起来，一改负面的情绪，一举多得，何乐而不为呢？

第二节　享受忙碌之后的情绪释放

没有人喜欢忙碌的状态，但是很多人却享受忙碌之后的情绪释放。

适当的忙碌是可以赶走我们的负面情绪的。因为在忙碌中，可以无暇顾及仇恨和嫉妒，也可以无从理会嘲笑和鄙夷。在某种意义上，忙碌才是快乐的源泉，而懒惰只会使生活变得索然无味。

瑞典是一个高福利国家。瑞典人从出生到死亡，都有国家的福利保护。由于人口稀少，土地多而肥沃，所以瑞典人不愁吃穿，读书、治病都不要钱，失业了每人每月还可以领到 1.3 万克朗的救济金，相当于1.3万元人民币。

这样的生活水平比北京、上海的白领还要高，按理说瑞典人应该生活得非常幸福才对，但事实上，瑞典人并没有感到幸福。瑞典每年都有2000多人自杀，是世界上自杀率最高的国家之一。在瑞典的负面新闻里，“自杀”这个词司空见惯。曾经获得世界冠军的摔跤运动员米歇尔·永贝里，就是在34岁的时候自杀的。

瑞典的自杀率为什么高？原因之一就是生活太安逸、太舒服，闲得无聊。因为没有任何生存的压力，所以瑞典人的脑子里每天在想的就是一些很哲学的问题，比如：“上帝要我们来干什么?”想不出生命的意义，想不清为什么活着，一些人就选择了自杀。

人在无事可做时往往头脑麻木。但自然界中并没有绝对的真空状态，因此当你的大脑空出来时，就会有东西补充进去，而这一部分便是你脑中一直想象的事情。因为忧虑、恐惧、憎恨、嫉妒和羡慕等情绪都是在我们思维控制和影响之下产生的结果，而这些情绪都非常猛烈，通常会乘虚而入，赶走我们脑海中安逸的想法。所以，人一旦闲下来，这些负面的情绪就会滋生发展。那些保持适当忙碌的人，反而没有太多负面情绪的影响。

虽然很少有人喜欢忙碌的状态，但事实却告诉我们，适当地忙碌点，别让自己太闲，是有助于驱赶负面情绪的。

我们常说“闲出病来”，但很少有人会说“忙出病来”。这是因为，当我们闲下来的时候，运动量就会减少，从而降低身体的抵抗力，导致身体疾病的产生。而且，当我们闲下来的时候，与他人的交流通常也会减少，这就会引起精神方面的压抑，最终带来情绪上的不良影响。许多人退休之后整天待在家里，结果衰老得非常快；而有的人退休之后会找一些事充实自己的生活，不让自己闲下来，结果身心都非常健康。

芝加哥大学行为科学家克里斯多夫·海希教授招募了一批学生作为志愿者，他让这些学生们填一张调查问卷，填完之后，有15分钟的空闲时间，学生可以自己选择当场交卷，也可以走一会儿，到另一个回收点交问卷。

虽然有68%的参与者不愿意多花工夫，而是就近交了问卷。但调查仍然发现，那些愿意多走几步的人要比就近交问卷的人快乐得多。由此，海希教授认为，找点事做、保持忙碌感会给人带来快乐。

事实上，不管是精神上的思考还是体力上的劳动，都能提升人的快乐感。这就是为什么有些工作狂每天工作十几个小时，但精神状态却始终非常好的原因。因为他们从工作中获得了快乐。

最关键的是，当你忙碌起来的时候，你会忘记那些烦心的事。第二次世界大战期间，英国首相丘吉尔每天工作18个小时，当别人问他是不是为那么重的责任而焦虑时，他说："你没看到我的繁忙吗？哪有时间分给焦虑？"

没有时间焦虑的人，要比有的是时间胡思乱想的人幸福。许多人之所以每天情绪低落，不是因为他们真的有什么烦心事，而是因为他们每天有大把的时间无事可干，只好胡思乱想，结果生出一堆闲事，自己烦自己。

第三节　根据性格选择运动方式

对于不同性格的人，通过有针对性的体育锻炼，可以改善人的心理和精神状态，达到缓解紧张情绪、释放压力的目的。

1. 遇事紧张的人

这种人的心理素质往往很差，要改善这一性格缺陷，需要多参与一些竞争激烈的运动项目，比如“三大球”项目——篮球、足球、排球，这些项目形式多变，紧张激烈，只有沉着冷静才能取得胜利。

如果经常能够在激烈的运动场合下接受考验，遇事就不会那么紧张了。

2. 天生胆小的人

这种人动辄就害羞脸红，性格腼腆。要克服这种性格缺陷，宜多参加游泳、滑冰、搏击、单双杠等体育项目。这些运动的共同特点是要求人们不断克服胆怯的心理，以超越障碍。

这些人经过一段时间的体育锻炼，胆子会变大，为人处世就会从容多了。

3. 敏感多疑的人

这种人缺乏对别人的信任，处理事情常常优柔寡断、犹豫不决。要想克服这一性格缺陷，应该多参加乒乓球、羽毛球、网球、跳高、跳远、击剑等体育项目。参加这些活动，要求运动者头脑清晰、思维敏捷、当机立断，摇摆不定、犹豫将会导致失败，长期参加这些运动，将有助于多疑者走出性格缺陷的困境。

4. 争强好胜的人

这种人可以选择长跑、下棋等难度较大、对抗较强的运动项目，也可以找一些水平高于自己的人下棋、打羽毛球，使自己明白“人外有人，天外有天”的道理。

5. 冲动易怒的人

这种人可以选择下象棋、打太极拳、长距离散步、游泳、骑自行车、射击等运动强度不高的项目。这些运动要求人必须心静，不会带来情绪的剧烈波动，使容易急躁、冲动的性格弱点逐步得到改善。若参加竞争性强、过于激烈的运动，可能会适得其反。

第四节　旅行是对身体的绝佳慰藉

旅行能使人脱离造成心情不悦的恶劣生活环境，获得心理学上的“移情”效果。

小王喜欢旅行，哪怕是随意坐上一辆公交车，欣赏沿途的风景。每每心情不好的时候，小王都会背上简单的行囊，出去转一圈，这是小王大学时候养成的习惯。当小王从外面回来的时候，一切都变了样子，烦恼、忧虑、气愤都会统统离他远去，那种带着心情去旅行的感觉，简直妙不可言。

然而，自从参加工作后，特别是最近几年，小王的工作开始变得越加忙碌，旅行对小王来说，早已经是奢侈品。从周一到周五，他除了奋战在公交车上，就是工作在电脑旁，特别是最近一段时间，他已经连续一个月没有休息过了，身心俱疲，心情时好时坏，繁忙的工作有时会令他抓狂，甚至是掩面哭泣。

小王告诉自己这样下去是不行的，他想到了旅行。可是，念头只在脑子里一闪而过，始终没能下定决心，工作太多，工作太忙，总是最充分的理由。一天，小王无意中打开了一个网站，阅读到一篇文章，其中写道：

“……美国心理学家认为，每年一次的外出度假可以降低已有心肌梗死危险的中年人1/3的死亡率。因为度假可以暂时避开压力，度假会给人带来有助于复原的滋补剂。这是研究人员研究了12338名35～57岁的男人得出的结论，结论证实，比起那些从来不旅游度假的人来，每年外出度假的人在未来9年中死去的可能性要小21%……”

小王没想到外出旅行对身体健康有如此大的作用，难怪中国文人骚客常借游历山水来排解愁绪。“采菊东篱下，悠然见南山。”此中情味何其隽永！但现代人整日忙于工作，很难抽出时间欣赏美丽的风景。

周一一大早，小王刚迈进办公室的门槛，就看见同事韩晶直愣愣地盯着电脑屏保，一张张美丽的风景图片在眼前闪过，真美！韩晶见小王凑过来，无可奈何地摇着头说：“望梅止渴、画饼充饥啊！”“过过眼瘾也不错嘛！”小王随声应了一句，眼睛一直盯着电脑屏保。

“别看了，越看越心烦。”另一个同事孙伟把手里的报纸放在小王的眼前，挡住了小王的视线，小王正要发火，却被报纸上的内容吸引住了，便拿过来仔细阅读起来。

报纸上刊登的是美国《环境心理学杂志》发表的一项科学研究，研究人员指出，无论多么诗情画意的风景，制成照片或艺术品后，都不能帮助人们释放压力、舒缓心情。

美国华盛顿大学心理系的研究人员把90名大学生分成3组，置于3种不同的环境。第一组可以眺望窗外的大型喷泉与树木，欣赏自然美景；第二组可以从等离子电视上看到同样的景物；第三组面对的则是一堵白墙。研究人员先让他们进行一系列脑力活动，借此营造一种压力环境，使其心跳加速，然后再观察他们的心率回落情况。

研究人员发现，看自然风景组的学生，心率恢复到正常水平所需时间最短，而且，眺望风景的时间越长，心率恢复得越快。而看等离子电视与面对空墙的两组学生，在心率恢复时间上相差无几。

该研究领导者、华盛顿大学心理学副教授彼得·卡恩解释说："这项研究说明，不管数码技术如何先进，影像永远代替不了真实的自然给予人的惬意和舒适。"

看过报纸后，小王的心情不但没有受到影响，反而愉快起来。其实，有很多时候，有很多机会，我们都可以通过美丽的大自然来调节心情，只是我们太贪心，总想去海边，去草原，去沙漠，去那些遥远的地方，总觉得只有花上一个星期的时间，彻彻底底地放下手里的工作，才算是去旅行，而忽视了眼前的风景，哪怕是一草一木，都会给我们带来美的感受，都能让我们的心情很快好起来。

从那以后，只要心情不好时，小王都会提前一站下车，因为离他家一站地的地方是紫竹院公园，忙里抽闲去里面沿着湖边走上一圈，漂亮的花朵，随风舞动的杨柳都能带给他一个好心情。等他回到家时，所有的烦恼都消除了，所以，家人每天都能看到他微笑着的脸。

可能你会问，旅行、外出欣赏风景为什么会调节情绪呢？这是因为我们的情绪生理反应主要是由于交感与副交感神经系统对立统一的改变，持久的情绪活动会造成自主神经系统功能的紊乱。旅行可以使过度兴奋的副交感中枢兴奋性下降，交感中枢的兴奋性提高，大脑皮质交感和副交感中枢的兴奋性趋于均衡，从而协调了中枢神经系统对植物性神经和内脏活动的调节，使心率减慢，呼吸次数减少，血流速度减慢，机体的各种新陈代谢活动处于均衡。

当然，如果有条件的话，最好能够抽出一些时间，到自然界中走一走，奇峰异岭、流泉瀑布、辽阔的草原、浩渺的大海等，能使人不由自主地开阔胸怀，产生无限的美感。愉快的美感有助于心理平衡，使心情获得意想不到的放松，激起人们健康、积极的情绪变化。

旅游能使人脱离造成心情不悦的恶劣生活环境，获得心理学上的“移情”效果。对于忙碌的现代人来说，我们不可能有太多的时间游山玩水，但是抽点时间去郊外走一走，到附近的公园转一转，还是很容易实现的。

马克思曾经说过：“一种美好的心情比 10 剂良药更能解除生理上的痛楚和疲惫。”只要努力去尝试，美丽的心情将与你如影随形。

第五节　适合办公室白领的简单健身活动

人体大脑在高速运转，需要耗费人体所需氧量的 1/4，血流量占心脏排出总量的 1/5，如果脑血流量不足，就会出现缺氧现象，影响大脑的功能。坐在办公室里的白领，由于工作性质的关系，工作一段时间后，常常会出现头昏脑涨、双眼酸痛的现象，这是由于他们的活动量不足，血液流通不顺畅，脑部供血不足所致。

别总想着结束了一天的工作之后再去运动，那时你的大脑和身体很有可能已经有了严重的疲惫感。难道运动和工作就不能兼得吗？其实，在办公室格子间的 8 小时里，你完全可以舒畅地享受一边工作、一边健身的乐趣。当你看到自己的变化——更健康、更自信、更优秀，你就会兴致盎然了！

现推荐几种适合在办公室锻炼的方法，你可以忙里偷闲，随时随地练上一阵子。

1. 看邮件的时间“健康化”

邮件是互联网上最常见的通信方式之一，很多人每天上班的第一件事情就是查看自己的邮件。在浏览篇幅较长的邮件时，你懂不懂得将自己的邮件时间“健康化”呢？要知道，此时做几个简单的小动作，不仅不会耽误你看邮件的时间，而且还能让你轻轻松松将健康收入囊中，何乐而不为呢？

（1）向上拉伸动作

动作要领如下：

坐直，双肩放松，双臂自然垂于体侧，掌心相对；

双手相握于背部下端，收紧腹部肌肉，双肩向后背，夹紧背部；

将互握的双手上抬，拉伸胸部及双肩，保持下背部的直立；

将双手再上抬一些，进一步拉伸。保持这个姿势至少30秒。

如果想加大练习强度，可以改握手为双手掌心合并。拉伸时要温和缓慢，强度要适中。这个练习可以舒展肩部与胸部，经常做这样的练习，你就不容易一坐下来就含胸驼背，显得没精打采了。

（2）屈肘拉伸动作

动作要领如下：

以正确的姿势端坐，双手放于脑后，大拇指放于头骨下端，保持双肩放松；

吸气，打开双肘，尽量向外侧拉伸，如同蝴蝶展翅的动作，感受肩胛部位的紧压感以及胸部和肩膀前方的拉伸感，保持姿势至少30秒；

吐气，双肘向前摆动，于脸颊前合拢，将下颌尽量向胸部靠拢，感受肩膀后方以及上背部的被拉伸感，时间也应为30秒以上；

深呼吸，重复进行肘部的打开与合并的动作。

左右拉伸动作可以加大上背部、肩部以及胸部的被拉伸强度，释放身体的紧绷感和紧张感。这样的练习可以促使自己形成端坐的工作姿势，并有效锻炼背部、肩部以及胸部肌肉。

2. 给你的眼睛“松松绑”

长时间盯着荧光屏，眼睛一直处于紧张状态得不到调节会造成视力疲劳，不仅容易出现眼睛红肿及视力模糊等不适症状，而且有可能引起近视眼、结膜炎、青光眼、白内障等眼部疾病。因此，我们要学会做点“小动作”，腾出一些时间给眼睛“松松绑”，不久你就会心明眼亮了。

（1）转动眼球动作

动作要领如下：

以正确的姿势端坐在椅子上，双肩放松，头部保持不动；

眼球分别向左、右移动，各停2～3秒；

眼睛向上、下看，各停2～3秒；

双眼以顺时针方向转动3～5次，再以逆时针方向转动3～5次。

这个练习可以帮助你伸展眼周的肌肉，保持眼部肌肉的健康，起到保护视力的作用。如果你对转动眼睛感到敏感或不舒服，或者怕同事们会在意的话，你也可以闭上眼睛做这个练习。

（2）慰目按摩动作

动作要领如下：

坐姿，身体前倾，双肘放于办公桌上，双肩放松，双手掌心相对，快速摩擦，直到感到双手掌温热；

闭眼，收缩腹部，将双手内扣成杯形，轻轻扣在双眼上，缓慢地深呼吸，放松全身，15秒后将双手拿开；

用大拇指的指腹按摩太阳穴（眉梢和外眼线连线处向外1厘米处），每按压两秒放开，做一次深呼吸；

将中指放在眼尾处，朝外侧轻轻地向上提拉。

如需进一步放松，可如此重复练习。这个动作轻缓且简单，不会消耗太多热量，但它却能松弛紧绷的肌肉，有效促进眼部的气血流通，从而缓解眼部的紧张感，使你的双眼得到最大限度的放松。通过这样的练习之后，你会发现眼睛舒畅了许多。

3. 小动作帮你赶跑“瞌睡虫”

午饭后的办公室，瞌睡虫扇着透明的翅膀，许多“格子间动物”开始出现哈欠连天、昏昏沉沉、全身没劲、大脑迟钝、精力不集中等问题。此时，如果能够午休一会儿，一下午会精力充沛、思维敏捷，但是如果没时间午休，又该怎样驱走午间的“瞌睡虫”，保持清醒的头脑呢？其实很简单，你只要做一做下面的几个小动作。

（1）指压内关动作

动作要领如下：

将右手的食指、中指、无名指并拢；

食指按压内关穴 120 下，以产生酸胀感为宜（把右手的无名指放在左手腕横纹上，这时右手食指和左手手腕交叉点的中点，就是内关穴。为找准位置，可以攥一下拳头，攥完拳头之后，有两根筋，实际上，内关穴就在两根筋的位置）；

右手大拇指和食指的虎口间是合谷穴，右手拇指屈曲按下，指尖所指处就是合谷穴，按压 120 下。

按压内关穴的真正妙用，在于能打开人体内在机关，有补益气血、明目提神之功效。按压合谷穴可以促进新陈代谢的运作，消除疲劳。

（2）手指交叉动作

动作要领如下：

把双手掌心相对，从手指根部把双手手指交叉地扣在一起；

将一只手的拇指置上，手指尖朝向自己，使双手腕的内侧尽量紧靠在一起；

交叉3秒钟左右，松开，然后再用力地紧靠在一起。

由于采取了与平时不同的动作，如此反复进行几次之后，就可以给大脑一种刺激，使大脑功能提高，从而达到提神的目的。

可能有的人习惯把右手拇指放在上面，有的人则习惯把左手拇指放在上面。哪只手的拇指放在上面产生的效果是不同的，所以某只手拇指在上交叉一会儿后，要换成另一只手拇指在上交叉。

（3）抱椅拉背动作

动作要领如下：

以舒适的姿势端坐在椅子上，双手自然垂于体侧，全身放松；

双手在椅背后紧紧相握，上半身用力向前倾，舒展肩胛部位，感受从头顶到尾骨的被拉伸感；

松开双手，放松肩背，做几个深呼吸。

如此重复练习1分钟，练习时要保持平稳的呼吸节奏，并想象体内的疲惫感随着每一次吐气缓慢流出身体，得以释放，身体里也仿佛吸入了能让人振奋的能量。赶走了来袭的瞌睡虫，你就可以尽情地投入到下午的工作中了。

4. 随时解压，别让压力压垮你

不停地忙碌着，巨大的工作压力是不是让你有点透不过气来了？没有关系，拿出一点儿时间做一下解压动作吧！只需要短短几分钟的时间，你就会发现自己的心情大有改观，刚刚还杂乱无章的工作，立刻就可以找出点头绪了。

（1）按五穴屏气动作

动作要领如下：

身体自然端坐在椅子上，上身伸直，双手自然垂于体侧；

深吸气，将双手放在脸上，两手拇指按住左右耳孔，两手食指按于左右上眼皮，两手中指按住左右两鼻孔，两手无名指按住上嘴唇，两手小指按住下嘴唇，待十指放好位置后，屏住呼吸；

根据自己的体力自行决定屏气时间，然后放松十指，慢慢地吐气，放松身体。

如此重复做 10 次左右。刚开始时，如果你屏气时间很短也不要着急，你可以先练一段时间后再逐渐增加屏气时间。这个动作可以通过呼吸，控制心态，抑制紧张、不安等情绪，让压力慢慢消失。

（2）摇头摆臀动作

动作要领如下：

双脚分开与肩同宽，微屈双膝，张开的十指尽力扣住膝盖，上身前倾；

头部向身体右侧转动，维持身体的平衡，臀部自然会相应地向身体左侧移动，保持 3 秒（要注意下肢保持不动）；

头部再向身体左侧转动，臀部会相应地向身体右侧移动，保持 3 秒。

随着头部的左右转动，整个躯干会呈现“S”形的摆动。这个动作可以使整个肺腑和躯干运动起来，有助于理气顺血，祛除肝火上逆或肝火上炎，使人的心情平静下来，心境变得开阔，压力自然也就得到了相应的缓解。

第六节　舞蹈健身

近年来，广场舞在城市的每个角落里盛行，广场舞大妈成为一种社会时尚。之所以这样，是因为舞蹈是一种集音乐、艺术、消闲、娱乐于一身的活动，对身体健康、心理保健都十分有益。

舞蹈具有以下四方面的保健功能：

第一，舞蹈可以增强心肺功能。跳快四步、快三步可促使心肌收缩，心脏输出的血量增加，血流加速，这对心脏是一种锻炼，对预防冠心病有一定的作用。

第二，舞蹈能够调节新陈代谢。跳慢四步、慢三步可使新陈代谢率增加60%~80%，跳快三步、快四步则增长更多，有些患有代谢性疾病者（如糖尿病、肥胖症等），可以通过跳舞得到防治，对体重超重者则起到减肥作用。

第三，舞蹈能够平衡人体节律。舞蹈常用轻音乐伴奏，而音乐的节律与舞者生物节律相互作用，音乐的旋律与节奏影响大脑与心脏的生物电流，调整人体生物节律，使它恢复平衡，有利于身心健康。

第四，舞蹈具有安定神志的作用。跳快四步、快三步可缓和神经肌肉的紧张，而起到镇静作用。有人试验过，服安眠药在服药半小时后，药效才达顶点，而跳轻快的狐步舞，舞后既可见效，且维持时间也长，特别对伏案工作者来说，可使紧张的大脑皮层细胞得到放松，获得最佳的休息。

舞蹈可以说是老少皆宜，它能给人们健美的体形、潇洒的举止，让人们从中获得音乐感、节奏感与情绪上的满足，它可以使老年人的身体的各方面功能得到活跃；它可以解除远离社会的那种孤独、寂寞感，增加生活情趣，成为健康心理的保护剂；它可以舞代步，如跳上 2 小时的舞蹈就有近万步数，行程 2 千多米，从运动量、强度、速度来看，舞蹈介于步行与慢跑之间，不会感到疲劳，反有轻松、舒畅的感觉。

另外，舞蹈以腰部运动为其主要特点，对健身也是十分有益的。

祖国医学认为，人体的十二条经脉中，大部分都与腰腹相通，纵向环绕于躯干中轴线的督脉与任脉也是经腰腹的，腰部扭动，全身经络则动，这就增大了对全身锻炼的效果。

当然，进行舞蹈活动也要因人而异，这是由于每一个人的体质不同，有的相差甚大，要根据自己情形而定，但共同注意的方面还是有的：一是保持心率在最高心率的70%以上；二是舞蹈最好连续25分钟以上；三是每周要进行3次以上，才有较好的效果。

有些病患者最好不要参加舞蹈：早期妊娠的妇女，尤其是有习惯性流产的妇女不能跳舞，以免因劳累或情绪波动导致腹痛，甚至流产；高血压、冠心病患者不宜跳舞，以免因情绪激动或过于劳累诱发心绞痛、心肌梗死与中风等；患流感、活动性肺结核、病毒性肝炎以及其他传染病患者不宜参加跳舞，以免因劳累而加重病情和影响舞伴与舞场其他人的健康；凡患有羊痫风者也不宜参加跳舞，因舞台上灯光与音乐会刺激患者中枢神经而引发病症；胃下垂、脱肛、肾下垂、糖尿病患者也不宜参加跳舞；经期与产期的妇女不宜舞蹈，以免因情绪激动与劳累，导致月经失调、妇科病发生等不良后果。

第七章

常见心理疾病的应对术

据世界卫生组织估计，全球每年自杀未遂者达 1000 万人以上，造成功能残缺最大的前十位疾病中有五个属于精神障碍，中国神经精神疾病负担到 2020 年将上升至疾病总负担的 1/4。在中国，目前保守估计，大概有 1.9 亿人在一生中需要接受专业的心理咨询或心理治疗。据调查，13 亿人口中有各种精神障碍和心理障碍患者达 1600 多万人，1.5 亿青少年人群中受情绪和压力困扰的青少年就有 3000 万人。

第一节　抑郁症：精神上的感冒而已

1. 抑郁症及其症状表现

抑郁是指由各种原因引起的以心境低落为主的精神状态，常伴有焦虑、激越、无价值感、无助感、绝望感、自杀观念、意志力减退、精神运动迟滞等精神症状，及各种躯体症状和生理功能障碍（如失眠）。

抑郁的表现如下：

（1）一天中的多数时候情绪沮丧（对儿童和青少年，抑郁情绪可以表现为易怒）。

（2）对日常生活丧失兴趣，无愉快感。

（3）精力明显减退，无原因的持续疲乏感。

（4）自信心下降或自卑，或有内疚感。

（5）失眠、早醒或睡眠过多。

（6）明显的体重减轻或增加，或明显的食欲减退或增加。

（7）有自杀的观念或行为。

（8）性欲明显减退。

（9）注意力集中困难或下降。

（10）联想困难，自觉思考能力显著下降。

（11）一天中情绪有较大波动，常以早上最重，然后逐渐减轻，到晚上最轻。

在持续半个月的时间中，具有以上项目中的五项及以上者可判断为抑郁症患者。

抑郁症是以情绪低落为主要特征的一类心理疾病，其症状表现比抑郁更为严重。根据临床表现可以将抑郁症分为三种类型：

轻型患者外表如常，内心有痛苦体验；

稍重的人可表现为情绪低落、愁眉苦脸、唉声叹气、自卑等，有些患者常常伴有神经官能症状，如注意力不集中、记忆力减退、反应迟缓、失眠多梦等症状；

重型抑郁症患者会出现悲观厌世、绝望、自责自罪、幻觉妄想、食欲不振、体重锐减、功能减退，并伴有严重的自杀企图，甚至自杀行为，对自身健康构成严重威胁，因此必须高度重视，及时治疗。

2. 抑郁症的自我治疗

抑郁症可以用药物治疗，但是仅仅靠药物治疗，难以治本，如果在药物治疗的基础上，再配合心理治疗，那么会收到良好的治疗效果。

（1）正确认识抑郁症

抑郁症患者往往具有一种错误的认知模式，他们常常戴着有色眼镜来看待这个世界和自己。为了改变这种认知模式，抑郁症患者需要在医生的指导下，改变错误的观点，建立正确的结构。抑郁症患者要明白自己得的这个病非常普遍，这种情绪上的“感冒”跟普通感冒一样，并不可怕。

（2）学会宣泄不良情绪

抑郁症患者的内心往往具有太多的烦恼和痛苦，这种不良的情绪、心理挤压就会使他们深陷其中，无法自拔。所以，对于抑郁症患者而言，不良情绪的宣泄非常重要。医生可以鼓励患者用大哭的方式宣泄，自然流露出自己的情感，这是治疗抑郁症的关键和前提。

（3）做自己感兴趣的事

有些人因为理想与现实之间的巨大落差，会出现心理的抑郁，所以，当某些事情不能达到自己的期望值时，要学会转移注意力，做自己感兴趣的事情，从其中找到成就感。有计划地做些能使自己快乐和自信的事情，尤其是在周末，比如将房间打扫得干干净净、开赛车、参加音乐会等。另外，可以多参加一些体育锻炼，体育锻炼可以改变人的精神状态，提高自主神经系统的功能，有益于人的精神健康。

（4）加强人际交流

科学研究发现，善于交际的人比喜欢独来独往的人在精神状态上要快乐得多。所以，在日常的工作和生活中，多交往一些好朋友，可以避免因为孤独无助而引发的抑郁症。此外，可以信赖的朋友也是自己发泄情绪、倾诉情感的最佳对象，他们往往在乐于倾听你的内心世界的同时，会给予你一些开导，帮助你释放心情，疏导不良情绪。

第二节　焦虑症：不要杞人忧天

1. 焦虑及焦虑症的表现

焦虑是指一个人因预感到某种不利情况出现时产生的一种担忧、紧张、不安、恐惧、不愉快等综合情绪现象。焦虑通常表现为持续性的精神紧张，如担忧、不安全感等，或发作性惊恐状态，如运动性不安、小动作增多、坐卧不宁或激动哭泣等。常伴有自主神经功能失调，并在躯体功能反应方面出现口干、胸闷、心悸、血压升高、呼吸加深加快、肌张力降低、皮肤苍白、失眠、尿频、腹泻、出冷汗、双手震颤、厌食、便秘等现象。严重焦虑时，可表现为肌张力增高，出现刻板动作、消化不良或食欲减退以及睡眠障碍。

当焦虑的严重程度和客观事件或处境明显不符，或者持续时间过长时，就变成了病理性焦虑，称为焦虑症状，符合相关诊断标准的话，就会被诊断为焦虑症，也称为焦虑障碍。

王明大学毕业后，托家里的关系，很幸运地被分配到了政府机关工作，这可是人人都羡慕的美差，家人和朋友都为王明而感到高兴。

然而，王明却没有那么惊喜，原来刚刚步入社会的王明对工作中复杂的人际关系感到恐惧，他不知道如何应对，总是感觉到在工作中不管怎么做，似乎都有人对他不满意。

王明开始害怕别人关注自己，更怕与别人的眼睛对视，时时都想回避与别人的交往。甚至在路上与大家见面打招呼的正常礼仪，王明都感到害怕。王明因为无法忍受这种痛苦，只好提出了辞职，家人和朋友都非常不解，这使王明变得更郁郁寡欢。

案例中，王明表现出了典型的焦虑心理。焦虑是一种较为复杂的心理现象。焦虑的产生根源在于人性的矛盾，以及对未来不确定的一种恐惧。一般来说，当人们想超越并驾驭自己，追求更完美的行为，往往需要自身与周围环境的相互协调。但是，如果自身处理不好这种关系，就会导致自尊、自敬的人格受到损害而失去心理平衡，从而产生明显的焦虑。

2. 焦虑症的心理治疗方法

（1）心要宽

心宽体胖，要懂得知足常乐，保持心理平衡，不要大喜大悲，凡事想得开。

所谓知足，是种平和的境界；所谓常乐，是一种豁达的人生态度。知足常乐，并不是安于现状、不思进取，而是对现有收获的充分珍惜，对目前成果的充分享受，也是对现有潜力的充分发掘。知足常乐才能让我们肯定目前的状态，并能始终保持精神上的愉快和情绪上的安定。

（2）要自信

自信是治愈神经性焦虑的前提，焦虑症通常和自卑密切联系，因为没有信心，所以总觉得什么事情也做不好，也就更加自卑，形成心理恶性循环。

要治疗焦虑症，就要克服自卑，树立起自信心。你可以想想自己的长处和优点，不要总拿自己的缺点和别人的优点进行对比。

当你缺乏自信的时候，不妨回忆一下自己曾经辉煌的过去，或者想象一下自己成功后的景象，这样焦虑和不安的情绪就会缓解很多。

（3）学会自我放松

当你感到焦虑不安时，可以运用自我意识放松的方法来进行调节，改善自己紧张焦虑的情绪。比如你可以告诉自己这是心理焦虑，要正视，不要回避，不要害怕，同时你也可以转移注意力，把视线转到窗外的美景，开阔自己的视野，从而缓解紧张的情绪。

你可以进行放松训练，比如你端坐不动，双目紧闭，然后开始向自己传达指令：头部放松，颈部放松，直至四肢、手、脚都放松了。运用意识的力量使自己全身都放松，随着全身放松，焦虑的心理也可以得到缓解。

此外，你可以幻想，幻想自己在洒满阳光的沙滩上，清凉的海风徐徐吹来，吹到你的脸上，你的长发也随风飘舞……当你的注意力转移到其他事物时，心理上产生的新的体验就有可能将你的焦虑心理赶走。

（4）保证充足的睡眠

充足的睡眠是减轻焦虑症的灵丹妙药，因为焦虑情绪往往使人辗转反侧，无法入眠，而睡眠越少，情绪就越容易紧张，这样周而复始的恶性循环会使焦虑症更加严重。睡前洗个热水澡，让你的身体得到放松，再喝上一杯热牛奶，这些做法有利于睡眠，从而缓解焦虑症。

第三节　恐惧症：没有危险，何必恐惧

1. 恐惧与恐惧症

恐惧是一种情绪，因为周围不可预料或不确定因素而导致的无所适从的心理或生理的强烈反应，或因受到威胁而产生并伴随着逃避愿望的情绪反应。我们的恐惧情绪大多都是后天获得的，对发生的威胁表现出高度的警觉。如果威胁继续存在，人的目光凝视含有危险的事物，随着危险的不断增加，可发展为难以控制的惊慌状态，严重者出现激动不安、哭、笑、思维和行为失去控制，甚至休克。恐惧时常见的生理反应有心跳猛烈、口渴、出汗和神经质发抖等。

恐惧症是恐惧的一种病态形式。患者对某些事物（如狗、狼、黑暗、灯光等）体验到一种极度的和非理性的害怕，所产生的恐惧与现实刺激的危险性不相协调，这是对某种物体或某种环境的一种无理性的、不适当的恐惧感。

2. 恐惧症的自我治疗

（1）勇敢面对恐惧

医生要对恐惧症患者进行耐心的解释和心理疏导，使他们明白，产生恐惧的某些人、事物、情景完全是患者内心的主观想象，是自己在吓唬自己。如果心理疏导不起作用，医生就要强迫患者直接面对他感到恐惧的对象，借助强大的心理刺激来给患者治疗，让患者能够逐渐面对这些特定的人、事物、情景。

（2）接受并容纳产生恐惧的映像

每当引起恐惧的对象出现时，在医生或者家人的帮助下，患者可以做出抑制恐惧的反应。长此以往，患者的恐惧感就会慢慢消减。

（3）学会转移注意力

转移注意力虽然是对恐惧的暂时逃避，但是这样做可以消除恐惧症患者的恐惧心理，如果患者能够很好地运用此法，就可以逐渐减少恐惧的次数。

第四节　癔症：要做真正的自己

1. 癔症及其表现

癔症也称为歇斯底里，是一种常见的神经症，多发于农村。目前认为癔症患者多具有易受暗示性、喜夸张、感情用事和高度以自我为中心等性格特点。癔症是由精神因素，如生活事件、内心冲突、暗示或自我暗示，作用于易病个体引起的精神障碍。

小牛是一个争强好胜的女孩，她对生活和未来有着非常美好的憧憬。但是事不随人愿，她高考落榜了。后来她复读了，可是没想到在复读期间，她从寝室的上铺摔了下来，出现了昏迷。

为此，小牛回家休息了几天，课程也被耽误了，加上巨大的心理压力，她没能跨入自己理想的大学校门，看着其他同学都考上了自己理想的大学，小牛郁郁寡欢，非常不甘心地踏入了省城的一所职业学校就读。

可是打击再次来临，在入学体检中，她被查出患有感染性肝炎，只好回家治疗。为此，她内心极度不平衡，总是不停地抱怨命运为何对她如此不公。从此，她的脾气变得极为暴躁，经常为一些小事和别人争吵，稍不如意就乱甩东西。后来她发展到心理压抑时，就发出惊恐的喃喃声，有事甚至四肢打挺，自己无法坐起。

癔症患者病前常已有情感丰富、缺乏坚定的意志、好幻想、争强好胜、虚荣、感情不稳定、易冲动等人格特点。癔症发病年龄大多在 16 ~ 30 岁，女性远多于男性。

2. 癔症的心理治疗

癔症是功能性的，在心理治疗中，注意以下几点：建立良好的医患关系，忌过多讨论发病原因；检查要尽快完成，只需进行必要的检查，以使医生确信无器质性损害为度；以消除症状为主。

主要采用以下方法进行治疗。

（1）个别心理治疗

先详细了解患者的个人发展史、个性特点、社会环境状况、家庭关系、重大生活事件，以热情、认真、负责的态度赢得患者的信任。让患者表达、疏泄内心的痛苦、积怨和愤懑。医生要耐心、严肃地听取，稍加诱导，和患者共同选择解决问题的方法。

（2）暗示治疗

暗示治疗时，治疗环境要安静，以消除不良环境对病人的各种不良影响。医生在接触病人并做全面检查的过程中，态度要热情、沉着、自信，建立良好的医患关系，使病人信任医生。

（3）系统脱敏疗法

通过系统脱敏的方法，使那些原能诱使此病的精神因素逐渐失去诱发的作用，从而达到减少甚至预防复发的目的。

（4）家庭治疗

当患者的家庭关系因疾病受到影响，或治疗需要家庭成员的配合时，可采用此方法，用以改善患者的治疗环境。

第五节 疑病症：没病别想病

1. 疑病的心理障碍

疑病症主要指患者担心或相信患有一种或多种严重躯体疾病的持久的先占观念，患诉躯体症状，反复就医，虽然经反复医学检查阴性和医生的解释没有相应疾病的证据，也不能打消患者的顾虑，常伴有焦虑或抑郁。对身体畸形的疑虑或先占观念也属于本症。

心理障碍有两种表现，一为疑病感觉，感觉身体某部或对某部位感增加，进而疑病或过分地关注。患者的描述较含糊不清，部位不恒定。但另一种患者的描述形象逼真、生活具体，患者本人自己确信患有实际上并不存在的某种疾病，并要求各种检查，要医生同情，尽管检查正常，医生的解释与保证并不足以消除其疑病信念，仍认为检查可能有误。于是患者担心忧虑、惶惶不安、焦虑、苦恼。此为一种疑病观念，系一类超价观念，带有强烈的情感色彩。

疼痛是本病最常见症状，约有2/3的患者有疾病症状，常见部位为头部、下腰部或右髂窝。这种疼痛描述不清，有时甚至诉全身疼痛，但查无实据，患者常四处求医辗转于内外各科，毫无结果，最后才到精神科，常伴有失眠、焦虑和抑郁症状。

躯体症状表现多样而广泛，涉及身体许多不同区域，如体内有一种特殊味道、恶心、吞咽困难、反酸、胀气、腹痛、心悸、左侧胸痛、呼吸困难，担心患有高血压或心脏病。有些患者疑有五官不正，特别是鼻子、耳朵以及乳房形状异样，还有体臭、出汗等。

耿先生在一家国企上班，是一个部门的小主管。一次，他在新闻报道中得知，现代人由于生活压力大、生活节奏快、缺乏运动等原因，导致身体免疫力下降，很多人都处在亚健康状态，严重的还会引发过劳死。

耿先生从此开始担心自己的身体健康，害怕自己年纪轻轻就突然死去。悲观的情绪使耿先生身体虚弱，爬楼出现气喘吁吁的现象。为此，他多次去医院进行全面体检，当医生很认真地告诉他没有发病时，他却怀疑医生有意地隐瞒了他的病情。为此，他痛苦万分，情绪更加不好了。

耿先生的不正常的心理就属于疑病的表现。

2. 疑病的心理治疗

（1）医生要给予正确的引导

医生首先尽可能要全面了解病人的背景情况，让病人尽情地诉说，并在其诉说的过程中仔细观察致病的真正原因。然后通过对病人进行全面的身体检查，用检查结果说明病人没有任何问题，消除患者的心理疑虑。同时，还可以介绍一些疾病的相关知识，消除患者的思想顾虑，鼓励患者走出怀疑的误区。

(2) 转移注意力

家人或者医生引导患者将注意力从自己的身体转向外面的世界，做患者自己感兴趣的事情。

(3) 完善自己的个性

患者常常具有敏感多疑、过于谨慎等特点。任何事情只看到不好的一方面，总是往坏的方面想，这是形成疑病的主要原因。患者要完善自己的性格，培养宽厚的胸怀和乐观的处事态度，多和朋友交流沟通，多看一些喜剧影视作品，培养自己的幽默感，从而走出悲观情绪的阴影。

第六节　自闭症：不要活在一个人的世界中

1. 自闭症的表现及特征

自闭症是一种普遍性发育障碍，以严重的孤独、缺乏情感反应、语言发育不健全、重复刻板的动作以及对环境的奇怪反应为特征。

一般而言，患有自闭症的儿童在三岁前会表现出以下特征。

(1) 社交发展方面

对外界事物不感兴趣，不大察觉别人的存在；与人缺乏目光接触，未能主动与人交往、分享或参与活动；在群处方面，模仿力较弱，未能掌握社交技巧，缺乏合作性；想象力较弱，极少通过玩具进行象征性的游戏活动。

（2）沟通方面

语言发展迟缓和有障碍，说话内容、速度、及音调异常；对语言理解和非语言沟通有不同程度的困难；可能欠缺口语沟通的能力。

（3）行为方面

在日常生活中，坚持某些行事方式和程序，拒绝改变习惯和常规，并且不断重复一些动作；兴趣狭窄，会极度专注于某些物件，或对物件的某些部分或具有某些特定形状的物体特别感兴趣。

2. 自闭症的心理治疗

对于自闭症的治疗，主要是让患者认识到人际交往的重要性，设法让他们体会到与人交往的快乐，从而走出自我封闭的世界。

（1）学会信任别人

自闭症患者往往对别人表现得非常冷漠，不和别人进行心理上的交流。缺乏信任是患者疏远人群的主要原因。医生应该鼓励患者放松心情，用信任的眼光去看待别人，从而加强与别人交往，走出自己的精神藩篱。

（2）展示自我本色

自闭症患者总是一副面无表情的样子，很少在别人面前展示自己的情感。所以要治愈患者，需要让他们直面自己的真实感受，想哭就哭，想笑就笑，痛痛快快地宣泄自己的情感。

（3）言语训练

自闭症患者往往存在明显的语言障碍，特别是一些儿童患者。他们往往因为存在语言障碍而无法表达自己的想法，而陷入更自闭的状态。进行言语训练是扫除患者语言障碍的最好方法，同时也是治愈患者的必要条件。

第七节　强迫症：不要把固执当成习惯

1. 强迫症及其表现

强迫症是焦虑症的一种。强迫症状的特点是有意识的自我强迫和自我反强迫同时存在，两者尖锐冲突使患者焦虑和痛苦。患有此病的患者总是被一种强迫的思维所困扰，自己极力抵抗和排斥，但又无法控制。患者在生活中反复出现强迫观念及强迫行为。患者自知力完好，知道这样是没有必要的，甚至很痛苦，却无法摆脱。

赵女士最近总是心神不宁，特别是出门的时候，总是感觉不放心。几个月之前，她的一个朋友在家中休息，因为煤气罐没有关好而中毒，差点失去了生命。所以，在出门之前，赵女士总是反反复复地检查好几遍煤气开关、水龙头开关和电源开关。有时候没走多久，她又返回去检查。赵女士知道自己这样做不正常，但是无法克制。

赵女士的这种不正常的行为就属于强迫症的表现。

2. 强迫症的自我疗法

（1）检查产生强迫症的原因

强迫性想法是没有意义的，因为那是大脑产生的错误信息。患者需要深入了解强迫性想法为什么有这么强大的力量，以致使人无法承受。对强迫症正确归因，是增强患者意志力、强化患者抵抗强迫行为的关键。

（2）转移注意力

将注意力从强迫症状转移开，方法是选择某种特定行为来取代强迫性行为，任何你认为有意义的、可以放松身心的活动都可以，比如散步、听音乐、读书、上网、打篮球等。

转移注意力不是一件容易的事，要花费极大的力气和承受巨大的痛苦。即使强迫性冲动很难改变，还可以通过控制反应的动作来缓解强迫症。控制时间可以是3分钟开始，上升到5分钟、10分钟、15分钟……只要不断练习，将会大大降低强迫症的强度。

第八节　厌食症：健康才最美

1. 厌食症及其表现

现代社会提倡以瘦为美，电视中的广告模特、演员，纷纷以其消瘦的身材赢得人们的赞誉。铺天盖地的减肥产品广告更是极大地诱惑着爱美女性的“减肥神经”，甚至是一些正在长身体的女孩子们。不正常的减肥心理使她们过度节食，长此以往，终于患上了厌食症。

厌食症就是因为害怕肥胖，心情低落而过分节食、拒食，造成体重下降、营养不良，甚至拒绝维持最低体重的一种心理障碍疾病。

18岁的露露在妈妈的陪同下，一起走进了某市的一家三甲医院精神卫生中心。露露骨瘦如柴，脸色苍白，脸上还带有一些色斑，身体看上去非常虚弱。经过医生检查，发现这名身高1.60米的女孩，体重仅仅35千克，而且还有贫血、营养不良等症状。

原来，露露因为学习不如姐姐好，向来要强的她企图通过减肥在身材上超过姐姐。有了这样的想法之后，她就开始刻意少吃，有时候觉得自己吃多了，就赶紧吃泻药。随着时间推移，她越吃越少，越来越瘦，在十天前，妈妈发现露露开始不吃饭了，每天就是喝点水，对平时最喜欢的薯片也视而不见，而且还经常莫名其妙地发脾气。因为身体虚弱，露露最终在家里晕倒。

医生说，露露患上了严重的厌食症，目前只能通过鼻腔慢慢给她输流食，以缓解病情。

2. 厌食症的心理治疗

厌食症的治疗必须视患者的病情而定，病情严重的话，甚至必须入院治疗，接受医生的观察及诊治，使病人的体重逐渐恢复。若是病情不算严重，在心理医生的治疗下，也可能康复。

（1）让患者明白拥有健康的体魄才是真的美

身材苗条只是一个人外在的一种印象，林黛玉骨瘦如柴，最终丢掉了性命，这样的美是畸形的。真正的美首先要有健康的体魄，更来自其心灵。秀外慧中才是真正的美女。

（2）让患者了解厌食症的可怕后果

要想减肥，不一定非要通过节食，而是应该加强体育锻炼，改掉不停吃零食的坏习惯，同时调整膳食结构，健康的饮食应该是低糖、低脂、高蛋白，多吃蔬菜水果。

（3）对患者的优点进行赞美，以增强其自信心

对于一些过度追求完美而导致的厌食者，可以对其优点进行赞美，以达到使其增强自信、转移注意力的目的，让患者从别处找回信心，增强生活的积极性。

（4）注意食物的烹调

注意食物的色泽搭配和进餐环境的布置，以增进患者的食欲。一般来说，色香味俱全的食物更能诱发人的食欲，理想的就餐环境也能增进食欲，以达到诱导患者进食的目的。

第九节　神经衰弱：放松心情战胜它

1. 神经衰弱及其表现

神经衰弱是指由于长期处于紧张和压力下，出现精神易兴奋和脑力易疲乏现象，常伴有情绪烦恼、易激惹、睡眠障碍、肌肉紧张性疼痛等；这些症状不能归于脑、躯体疾病及其他精神疾病。症状时轻时重，波动与心理社会因素有关，病程多迁延。

精神因素是造成神经衰弱的主因。凡是能引起持续紧张和长期内心矛盾的一些因素，使神经活动过程强烈而持久地处于紧张状态，超过神经系统张力的耐受限度，即可发生神经衰弱。

孙女士在一家民营公司工作，收入还算稳定。前不久，孙女士怀孕生了儿子。儿子的出生给孙女士带来了无限快乐，为了全身心地照顾儿子，她辞去了工作，做了一名全职妈妈。没有多久，孙女士开始担心起来，自己没有工作，又要抚养儿子，以后儿子还要上学，钱从哪里来？她越想越头疼。

其实，孙女士的丈夫一个人的工资足够一家人开销，而且丈夫的事业正处在上升期，她完全没有必要担心。但是孙女士总是无法控制那些想法，后来睡眠质量越来越差，以至于有时候她觉得已经睡着了，可是大脑还是清醒的，稍稍有一点响声她就会惊醒。久而久之，孙女士不仅没有休息好，而且心情变得更加糟糕了。

孙女士患上的就是神经衰弱，那么怎样调理呢？

2. 神经衰弱症的心理治疗

要想治疗神经衰弱，最主要的治疗方法就是心理治疗。在医生的指引下，找到自己得病的原因，依靠患者自己去战胜神经衰弱。

（1）尽量放松自己的心情

对于神经衰弱的治疗，最重要的是让患者放松心情，从容面对生活中的压力，冷静分析一下自己产生紧张情绪的根源来自哪里，然后对症进行心理上的调整。

（2）排除心理障碍

患者常常给自己设置很多心理障碍，在机遇面前，他们往往担心自己能力不行，从而临阵脱逃，但是事后后悔不已，不停地自责，以致陷入痛苦的情绪中无法自拔。

所以，神经衰弱患者首先要认识自己内心的矛盾冲突，排除心理障碍。其次要适当降低自己的奋斗目标，凡事量力而行，这样才能体验到目标达成的喜悦之情，这对于保持愉悦心情有积极的作用。

（3）树立治愈的信心

建立科学合理的作息时间制度。神经衰弱患者应按照作息时间安排自己的学习和工作。不能因为失眠而提早上床，也不能因为早起而赖床不起。

树立战胜疾病的信心，困难就像弹簧，你绷得越紧，它就越强。神经衰弱也是如此，当你越把它放在心上，它就越“疯狂”；你要不把它放在心上，说不准它自己就销声匿迹了。